上海市医师协会肾脏内科医师分会科普丛书

得了肾脏病怎么吃

U0276760

主编

陈楠 丁峰 谢静远

上海科学技术出版社

图书在版编目（CIP）数据

得了肾脏病怎么吃 / 陈楠，丁峰，谢静远主编. --
上海 ： 上海科学技术出版社，2021.6（2022.11重印）
ISBN 978-7-5478-5350-4

Ⅰ．①得… Ⅱ．①陈… ②丁… ③谢… Ⅲ．①肾疾病
－食物疗法 Ⅳ．①R247.1

中国版本图书馆CIP数据核字(2021)第095330号

得了肾脏病怎么吃

主编 陈楠　　丁峰　　谢静远

上海世纪出版（集团）有限公司
上 海 科 学 技 术 出 版 社　　出版、发行
（上海市闵行区号景路159弄A座9F-10F）
邮政编码201101　www.sstp.cn
上海中华商务联合印刷有限公司印刷
开本 700×1000　1/16　印张 15
字数 250 千字
2021 年 6 月第 1 版　2022 年 11 月第 6 次印刷
ISBN 978-7-5478-5350-4/R · 2309
定价：48.00 元

内容提要

　　本书由上海市医师协会肾脏内科医师分会的众多专家和临床医生精心撰写，面向广大肾脏病患者，解答诸多营养方面的具体问题。

　　本书包括五部分。"肾脏病的危险信号""认识肾脏病"分别介绍了常见的肾脏病症状及肾脏疾病。"肾脏病的饮食和营养干预"涵盖具体每类肾脏病的饮食原则，并且解答肾脏病患者常见的疑问。"肾脏病饮食技巧与食谱"列举肾脏病营养餐制作要点及方法，并提供示例。"附录"为肾脏病患者提供食物成分表，便于患者调整营养方案。

　　本书内容翔实丰富、准确可靠，反映了前沿观点，可为肾脏病患者提供良好的饮食指导。

孙蔚倩　上海市闵行区中心医院

李　昕　上海交通大学医学院附属第九人民医院

李　晓　上海交通大学医学院附属瑞金医院

李　菁　复旦大学附属华山医院

李红梅　复旦大学附属上海市第五人民医院

李思倩　海军军医大学附属长海医院

杨　旭　同济大学附属第十人民医院

肖　婧　复旦大学附属华东医院

吴鸣宇　同济大学附属第十人民医院

吴胜斌　上海交通大学医学院附属第九人民医院

岑　俊　上海建工医院

余　晨　同济大学附属同济医院

邹彦芳　同济大学附属同济医院

张　珍　上海交通大学医学院附属仁济医院

张　威　上海交通大学附属第一人民医院

张　琪　上海交通大学医学院附属第九人民医院

张小鹿　上海中医药大学附属岳阳中西医结合医院

张军力　中国人民解放军海军第九〇五医院

张春丽　上海交通大学医学院附属瑞金医院

张家瑛　复旦大学附属华山医院

张黎明　上海市静安区闸北中心医院

陆春来　中国人民解放军海军第九〇五医院

陈　楠　上海交通大学医学院附属瑞金医院

陈桂香　上海交通大学医学院附属第九人民医院

陈瑞颖　复旦大学附属华山医院

林　力　上海交通大学医学院附属瑞金医院

郁胜强　海军军医大学附属长征医院

欧阳彦　上海交通大学医学院附属瑞金医院

易　扬　上海市静安区中心医院

金惠敏　复旦大学附属浦东医院

周　蓉　同济大学附属杨浦医院

周悦玲　上海交通大学医学院附属第九人民医院

郝传明　复旦大学附属华山医院

姜　燕　上海市松江区中心医院

宦红娣　中国人民解放军海军第九〇五医院

袁伟杰　上海交通大学附属第一人民医院

顾慧益　上海交通大学医学院附属第九人民医院

倪兆慧　上海交通大学医学院附属仁济医院

徐　虹　复旦大学附属儿科医院

徐　静　上海交通大学医学院附属瑞金医院

徐旭东　上海市闵行区中心医院

郭志勇　海军军医大学附属长海医院

黄文彦　上海交通大学附属儿童医院

戚超君　上海交通大学医学院附属仁济医院

龚一女　复旦大学附属儿科医院

康郁林　上海交通大学附属儿童医院

章倩莹　上海交通大学医学院附属瑞金医院

彭　艾　同济大学附属第十人民医院

蒋　茜　同济大学附属杨浦医院

谢丹庶　上海交通大学医学院附属第九人民医院

谢静远　上海交通大学医学院附属瑞金医院

靳远萌　上海交通大学医学院附属瑞金医院

路建饶　上海市第七人民医院

路燕燕　同济大学附属同济医院

鲍晓荣　复旦大学附属金山医院

臧秀娟　上海市松江区中心医院

廖　琳　上海市第七人民医院

缪千帆　复旦大学附属儿科医院

主编助理

谢丹庶　张家瑛

主 编

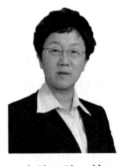

主编 陈 楠

主任医师，博士研究生导师。法国国家医学科学院外籍院士，上海交通大学二级教授，上海交通大学医学院肾脏病研究所所长，上海交通大学医学院附属瑞金医院教授。曾任中华医学会肾脏病学分会副主任委员（两届，2005~2012年）、常委，中国医师协会肾脏内科医师分会副会长和上海市医学会肾脏病专科分会主任委员。现任上海市医师协会肾脏内科医师分会会长、上海市医学会罕见病专科分会副主任委员、亚太地区慢性肾脏病（CKD）防治委员会委员。获美国肾脏病基金会（NKF）国际突出贡献奖等称号。在国内外杂志发表学术论文400余篇。先后承担国家重点基础研究发展计划、国家"十二五"规划、国家自然科学基金等科研项目30余项。获成果奖16项，包括教育部科学进步奖一等奖、教育部提名国家科学技术奖科技进步奖一等奖、教育部科技进步奖（推广类）二等奖、中华医学科技奖二等奖、上海市科技进步奖一等奖和二等奖等。

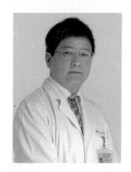

主编　丁　峰

教授，博士研究生导师，上海交通大学医学院附属第九人民医院肾脏内科主任。长期从事肾脏病的临床和科研工作，擅长各种原发性和继发性肾小球、肾小管间质疾病，以及尿毒症急慢性并发症、急性肾损伤的诊治，尤其擅长难治性肾病综合征、狼疮性肾炎、肾性高血压、合并多脏器功能衰竭的重症急性肾损伤等疑难肾脏病的处理，精通各种血液净化技术。曾先后赴欧洲和美国系统学习血液净化和危重肾脏病学。发表学术论文近 200 篇，其中 SCI 收录 60 余篇。先后承担国家自然科学基金项目、国家科技支撑计划项目子课题、上海市科学技术委员会重点项目和面上项目、教育部回国留学人员启动基金项目等 10 余项科研项目。2010 年入选上海市浦江人才计划。2018 年获上海市杰出专科医师奖。

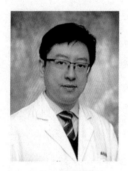

主编　谢静远

研究员，博士研究生导师，上海交通大学医学院附属瑞金医院肾脏内科主任医师。目前担任上海市医学会肾脏病专科分会委员，上海市医学会罕见病专科分会委员兼秘书，中华医学会肾脏病学分会青年委员会委员，中国医师协会肾脏内科医师分会青年委员等。担任 *Nephrology*、*Blood Purification* 等杂志编委。长期致力于肾小球肾炎、遗传性肾脏病的临床和基础研究。发表 SCI 论文 54 篇。近年主持国家自然科学基金项目 4 项，主持数项上海科学技术委员会国际合作交流项目、上海科学技术委员会科技创新行动计划项目。入选中华肾脏病学会"青年研究者"、上海市卫生系统优秀人才"百人计划"、上海市"青年科技英才"、上海市医学会肾脏病专科分会"青年研究者"、上海市医师协会"青年医师奖"、上海市科委"浦江学者 A 类"、上海交通大学"研究型医师""晨星计划 A 类"等人才项目。

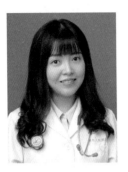

医学博士，上海交通大学医学院附属第九人民医院肾脏内科主治医师。毕业于上海交通大学医学院临床八年制内科学专业（肾脏病方向）。毕业至今在上海交通大学医学院附属第九人民医院工作，致力于慢性肾脏病一体化治疗、肾脏病营养管理，以及肾功能评估的临床应用及研究。在国内外杂志发表中英文学术论文数篇。主持上海市卫生健康委员会青年项目 1 项。

主编助理　谢丹庶

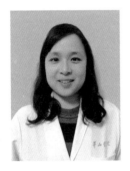

营养医师、注册营养师、助理研究员、肾脏病专业博士，复旦大学附属华山医院临床营养科。毕业于复旦大学医学院临床医学七年制肾脏病学专业。毕业后在复旦大学附属华山医院肾脏内科担任医师工作，后转入临床营养科担任营养医师工作。从事临床营养工作十余年，致力于慢性肾脏病的营养研究，在国内外杂志上发表中英文论文数篇。承担上海市卫生健康委员会面上项目 1 项。任中国女医师协会营养学专业

主编助理　张家瑛

委员会委员、中国营养保健食品协会特殊医学用途配方食品应用委员会肾脏病营养学组委员、中华医学会肠外肠内营养学分会第五届委员会肾脏病营养协作组委员、中国营养学会临床营养分会重症营养管理项目组委员。

肾脏病是一类发病率很高的疾病，流行病学研究显示，每 9 个人中就有一个慢性肾脏病患者。俗话说"病从口入"，慢性肾脏病患者更需要注意饮食。然而，得了肾脏病应该怎么吃？其实很多患者并不清楚，甚至存在许多误区，"得了肾脏病不能吃盐""得了肾脏病不能吃豆制品"……这些观点是片面和不正确的。不必要的饮食限制会造成或加重营养不良，不正确的饮食习惯甚至会带来严重后果，可见健康教育特别是饮食健康教育对肾脏病患者非常重要。

目前市面有许多饮食指导的科普图书，但针对肾脏病患者的饮食指导图书十分少见，且多数并非由肾脏病专科医生编写，在专业知识上存在认识不足的问题，甚至有错误的观点；同时，多数以文字描述为主，缺乏具体饮食指导，实用性不强。为做好肾脏病饮食的科普工作，上海市医师协会肾脏内科医师分会发起并组织编写这本科普读物，聚焦"得了肾脏病怎么吃"这个肾脏病患者最关心的问题之一。本书的编者多数来自上海市医师协会肾脏内科医师分会，由临床一线的肾脏病专科医生组成，聚集了上海市各家医院肾脏病专科医师的骨干力量，为广大肾脏病患者带来科学的饮食指导。

本书集科学性、通俗性和实用性于一体，将助力慢性肾脏病患者的治疗和康复。

陈 楠

上海交通大学医学院附属瑞金医院教授

上海市医师协会肾脏内科医师分会会长

2020 年 12 月

目录

肾脏病的危险信号

认识肾脏病

肾脏病的饮食和营养干预

肾脏病饮食技巧与食谱

附　录

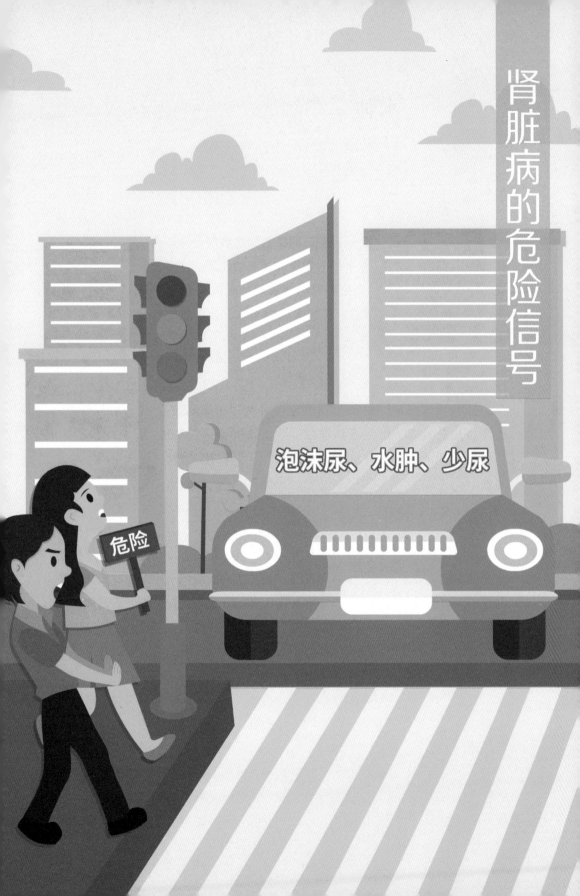

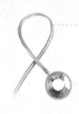

1 水肿

水肿了到医院就诊，预检护士通常会让患者前往肾脏内科门诊就诊。确实，肾脏对调节全身水液平衡起着至关重要的作用，许多肾脏疾病如急性肾炎、慢性肾炎、肾病综合征和肾功能衰竭都是以水肿为主要临床表现。中医也认为"肾主水"，肾脏对体内水液的潴留、分布与排泄，主要靠肾气的"开"和"阖"。

❓ 根据水肿是否可以确诊肾脏病？

这是不一定的。"水肿"医学上解释为"组织间隙过量的体液潴留"，通常指皮肤及皮下组织液体潴留。严重水肿会引起胸腔积液、腹腔积液甚至心包积液。除了肾脏病，心力衰竭、肝硬化、营养不良等也可诱发水肿。

❓ 哪些情况可引起水肿？

○ **局部水肿**：指某一部位的水肿，如下肢、颜面、腹部等。下肢水肿通常为动静脉血管的病变，如静脉曲张、血栓等；颜面部水肿多为花粉或化妆品使用不当造成的过敏；而腹部水肿则大多是肝硬化或腹腔内肿瘤造成的腹腔积液。

○ **全身水肿**：指全身对称部位的水肿，如双侧下肢、上肢和眼睑等部位的水肿，其多与心脏和肾脏等部位的病变有关。

○ **心源性水肿**：与心力衰竭有关，清晨双下肢水肿通常不明显，白天活动后加重，经夜间休息后缓解，同时有心脏病的表现，如心悸、气短、呼吸困难等。

○ **肾性水肿**：多表现为眼睑部位的水肿，如清晨双侧眼睑水肿、双下肢水肿等，与活动无关，可出现尿少症状。如果是急性肾炎、IgA肾病等，则尿液颜色加深呈洗肉水样颜色；肾病综合征有时水肿十分严重，眼睑水肿明显，呈一条线，双上肢皮肤、阴囊等部位亦水肿，尿液泡沫明显增多；慢性肾炎则以双下肢水肿明显。通常情况下，肾脏病水肿休息后不能缓解，此时可以检查尿液、肾功能、血压等寻找病因。

○ **特发性水肿**：病因不明确，多与女性月经有关，经前期时，双下肢会出现不同程度的水肿，月经后可以缓解。

相关阅读

💗 其他还有营养不良性水肿、黏液性水肿、药源性水肿、老年性水肿等。

💗 水肿的原因很多，所以出现水肿后不要盲目自行服用利尿剂，以免延误病情或发生利尿剂不良反应。

💗 发现水肿症状后，应前往医院及时就诊，让医生查明原因后再制订治疗方案。

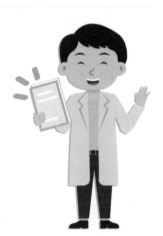

（吴胜斌）

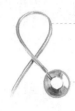

2 高血压

2017 年发表的研究数据显示，我国高血压的现患率为 37.2%。如果按中国人口为 13.88 亿推算，中国现有的高血压患者为 5.1 亿。高血压和肾脏病关系密切，相互影响，肾脏病可导致血压升高，而高血压本身也可造成肾脏损害。

❓ 肾脏病如何引起高血压?

高血压分为原发性高血压和继发性高血压，而继发性高血压中肾性高血压为重要的类型之一。肾性高血压又包括肾实质性高血压和肾血管性高血压。

○ **肾实质性高血压**：如急性肾小球肾炎、慢性肾小球肾炎、糖尿病肾病、狼疮性肾炎等，都可以导致血压升高。而几乎所有的肾脏病变到了肾脏功能明显丧失的中后期，也可以引起血压的升高。

○ **肾血管性高血压**：指供应肾脏血流的肾动脉主干或分支发生狭窄引起的高血压，常见的原因包括炎症性、先天性和动脉硬化性。

○ **肾脏病引起高血压的原因**：一方面是肾脏受损后肾脏滤过系统受损，肾脏的水钠排泄功能下降，继而导致血容量增加引起血压升高；另一方面是病变的肾脏增加了缩血管物质的分泌，同时减少了扩血管物质的分泌，继而导致全身交感神经兴奋性增加，引起血压升高。

❓ 高血压如何导致肾脏病?

由高血压导致的肾脏病称为高血压性肾脏病，是导致尿毒症的重要原因。美国科学研究统计的尿毒症的病因，约 28.4% 为高血压性肾脏病；而我国侯凡凡院士团队统计的我国患者人群的相应数据为 17%。

高血压导致的肾脏病可分为良性肾小动脉硬化和恶性高血压性肾损害。

○ **良性肾小动脉硬化**：发病原因是长期控制不佳的高血压导致肾小动脉发生硬化，引起肾脏缺血而受损。这部分损害早期的表现常常是夜尿增多，后期才出现小中量的蛋白尿，进而进展为肾功能不全、尿毒症。

◎ **恶性高血压性肾损害**：常在短期内引起肾小血管坏死性炎症，表现为肾功能急性剧烈恶化，并常常伴有血压急剧升高导致的眼底、脑血管等病变。

因此，长期高血压患者，在重视控制血压的同时，建议规律肾脏科随诊。因为大多数高血压性肾损害的早期常常没有任何症状，或仅有夜间排尿次数增多及微量蛋白尿，容易被忽视；而随着病情进展出现肾功能失代偿表现（如食欲减退、贫血、水肿、少尿等）时，肾脏已发生不可逆转的严重损害，可能已错失了最好的治疗时机。

♡ 不论是肾脏病导致高血压，还是高血压导致肾脏病，对血压控制的目标应根据年龄、重要器官供血损害程度、肾功能水平等综合评估。

♡ 24 小时尿蛋白水平具有一定的指导意义。一般来说，如果 24 小时尿蛋白小于 1 克，血压应控制在 130/80 mmHg 以下；如果 24 小时尿蛋白大于 1 克，血压应控制在 125/75 mmHg 以下。

♡ 不论是肾脏病导致高血压，还是高血压导致肾脏病，都需要在医生指导下长期服药，将血压控制在正常范围。如果不服药治疗或治疗不规范，血压长时间升高或急剧升高，可能导致卒中、心力衰竭、心肌梗死、尿毒症、主动脉夹层等不良事件。

♡ 降压药物应该选择既能有效降压又能保护肾脏功能的药物，并在医生指导下合理使用药物降压。

（李思倩　郭志勇）

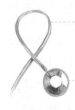

3 尿频、尿急、尿痛

对于正常人来说，排尿是非常正常且重要的生理活动，排尿的过程应是无痛且有一定时间间隔，同时在一定程度上能够自我控制。可是为什么有的人排尿会非常频繁、不能控制甚至伴有疼痛呢？或者平常都是正常的，有段时间突然变得异常呢？

泌尿系统是人体重要的组成部分，被人们俗称为"下水管道"，承载着重要的使命。它主要由肾脏、输尿管、膀胱、尿道、前列腺（男性）组成：肾脏，制造尿液；输尿管，将肾脏形成的尿液送往膀胱；膀胱，暂时储存尿液；尿道，将储存于膀胱内的尿液排出体外。上面所说的症状，换句话说就是"尿频、尿急、尿痛"，医学阐释为"膀胱刺激症状"或"尿路刺激症状"。那么，为什么会出现上述症状？如何尽早发现和防治呢？

❓ 什么是尿频、尿急？

○ **尿频：**从字面意思上理解即为"排尿频繁，次数超过正常"。正常人日平均排尿次数为4~6次，夜排尿次数为0~2次，超过上述次数则可判断为尿频。

○ **尿急：**是指排尿时有难以控制的急迫感，尿意一来虽然尿量很少也须立即排尿，不可稍有懈怠；或排尿之后又有尿意，急需排尿、尿不尽的现象。

❓ 尿频、尿急常见于哪些原因？

尿频、尿急通常分为生理性和病理性。生理性病因指的是非疾病情况，通常见于正常人饮水过多或精神紧张或排尿习惯所发生的现象，尤其见于一些年轻人和学生。病理性病因常见于如下情况：

○ **尿路感染：**为最常见的病因，是指各种病原微生物（如细菌、结核杆菌、真菌、病毒、淋病双球菌、寄生虫等）在尿路中生长、繁殖而引起的尿频、尿急。常见疾病包括：膀胱炎、尿道炎、前列腺炎、龟头炎、阴道炎、尖锐湿疣，还有比较少见的如：肾盂肾炎、尿道旁腺炎、尿道憩室炎等。

○ **泌尿系统非感染性疾患：**间质性膀胱炎（是一种非细菌性膀胱炎，多与遗传、尿液刺激、免疫系统疾病等有关）、放射性膀胱炎（多见于多次盆腔或下腹部放射治疗患者）、化学性膀胱炎（使用免疫抑制药物如环磷酰胺、口服避孕药或中草药泡浴等引起）；急性肾小球肾炎；结石刺激（如膀胱结石、尿道结石、输尿管下段结石）；膀胱、尿道、前列腺肿瘤；膀胱或尿道内异物、尿道狭窄或尿道肉阜、尿道口过小、处女膜伞异常、包茎等。

○ **尿道邻近器官的炎症：**如结肠炎、阴道炎、子宫炎等。

○ **膀胱容量减少：**见于膀胱内有占位性病变、较大的膀胱结石、膀胱壁被肿瘤细胞浸润或结核侵及，导致膀胱挛缩；女性妊娠早期和晚期，子宫的刺激、增大的子宫压近膀胱和输尿管，导致膀胱容积被压迫缩小，进而出现尿频。

○ **膀胱神经调节异常：**见于癔病患者或者儿童。与小儿的大脑皮质发育尚未完善，易受某些精神因素的刺激有关，如受到惊吓、精神紧张、环境的突然改变等。

○ **神经系统病变：**如脑血管意外、脊髓损伤（包括颈椎病、腰椎间盘突出症、骶神经病变等），其中"骶神经病变"尤为常见，系骶管内的囊肿刺激骶神经，进而影响膀胱排尿。

○ **内分泌系统病变：**部分糖尿病、尿崩症患者饮水多，尿量多，排尿次数也多。

❓ 什么是尿痛？

尿痛不仅仅指排尿时或尿道口的疼痛，它其实泛指患者在排尿前、排尿中、排尿后，尿路或尿道口，甚至耻骨上区及会阴部位的不适感，包括疼痛感、烧灼感、酸胀感及下坠感。

❓ 尿痛的原因有哪些？

○ **炎症性刺激（最常见）：**如尿道炎、膀胱炎、前列腺炎、阴道炎、肾盂肾炎、肾结核等，多呈刺痛或烧灼痛，在急性炎症和泌尿系活动性结核时最为明显。尿道炎多见于排尿开始时尿痛明显；膀胱炎、前列腺炎、阴道炎等多为排尿末疼痛明显，排尿后仍感疼痛，或不排尿亦痛。老年男性排尿不畅伴胀痛，多提示前列腺增生。而非疼痛性肉眼血尿，往往提示膀胱肿瘤。

○ **非炎症性刺激**：如结石、肿瘤、膀胱或尿道内异物、膀胱瘘和妊娠压迫等，排尿多呈突然中断伴疼痛或尿潴留。

❓ 尿频、尿急、尿痛如何尽早做出诊断？

依据病史、症状特点、疼痛部位和出现时间，结合检查可做出诊断。

○ **体格检查**：包括有无肾区叩痛、阴道膨出、尿道口异常、耻骨上区压痛、腹部是否有肿块等。

○ **实验室检查**：主要包括尿液和血液检查，B 超、X 线、CT 和 MRI 等检查，以及尿流动力学和肌电图检查。

• 尿液检查：首先应该做尿常规，取样以晨尿及中段尿为好。清洁离心中段尿沉渣白细胞数 >10/ 高倍视野（HP），提示有尿路感染症状，可以诊断为尿路感染。另外，尿液细菌培养对于尿路感染的诊断和治疗必不可少，要求清洁外阴，然后取中段尿（要求尿停留在膀胱中 4~6 小时以上）进行细菌培养，若致病菌 $\geq 10^5$/ 毫升即可以诊断为尿路感染。

• 血液检查：血常规、肾功能和肿瘤标志物等检查有助于原发病的诊断。

• B 超、X 线摄片、CT 和 MRI 等检查：有助于了解肾脏大小、形态，诊断或排除泌尿系统肿瘤或结石、前列腺肥大及尿路畸形等原因。

• 尿流动力学和肌电图检查：可判断膀胱逼尿肌收缩是否正常，对尿液逆流、尿路狭窄、梗阻患者的诊断帮助较大。

❓ 尿频、尿急、尿痛如何治疗和预防？

有尿频、尿急、尿痛的症状应及时到医院就诊，明确诊断，寻找病因，配合医生进行治疗。若能排除病理性因素，考虑精神因素所致，平时可以进行一些预防或保健措施。

• 加强身体锻炼，保证充足的睡眠，注意劳逸结合，增强机体免疫力，预防感冒，积极治疗身体其他部位的感染，预防泌尿系统疾病。

• 清淡饮食，不食被污染的水、农作物、家禽、鱼、蛋等，多吃富含植物有机活性碱的食品，每天补充充足的水分；禁烟酒及辛辣刺激之物；节制房事，禁忌性交中断，可减轻前列腺充血。

• 生活规律，保持良好的心情，避免过大的心理压力，以免影响代谢的正常进行。

· 适量运动，不宜长时间骑马、骑车和久坐。办公室工作人员每隔 1~2 小时应站起来活动一会儿，可防止会阴部充血。

· 保持局部干燥卫生，勤洗澡。

· 注意性生活卫生，为预防尿路感染，夫妻生活前双方均应清洗外阴，结束后排一次尿。生病期间禁止房事，以免进一步加重病情。

相关阅读

28 尿路感染患者怎么吃 /96

💝 尿频、尿急、尿痛是泌尿系统常见症状。

💝 尿频、尿急既可能是生理性也可能是病理性原因引起。

💝 尿痛既可以由炎性刺激也可以由非炎性刺激引起。

💝 不同病因治疗不同，需尽早至医院完善检查，及时诊治。

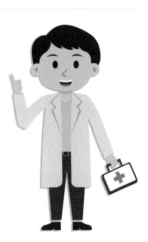

（路建饶　廖　琳）

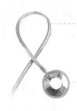

4 少尿

　　肾脏，俗称"腰子"，是一对"双胞胎"，呈八字形位于脊椎两侧，形如蚕豆，中间凹陷的地方称为肾门，作为神经、血管、输尿管出入肾脏的门户。肾脏的主要功能是作为人体的"滤过器"滤除多余的水分、盐分、代谢废物，产生尿液；输尿管可以看作是人体的"输水管"，是尿液自肾脏输送至膀胱的管路；膀胱，是尿液排出前的"蓄水池"；尿道，是最后的"下水道"，用于排出尿液。可以清楚地看出，只要上述任何一部分出现问题都会导致尿量的改变。

❓ 什么是少尿？

　　正常人每天的尿量受到很多因素的影响，炎热的夏季、高温环境、剧烈运动、饮水减少、大量出汗，体内水分减少，尿量则会随之减少。

　　但是尿量减少并不等于少尿，医学上对于少尿有严格的定义，24 小时尿量少于 400 毫升或每小时尿量持续少于 17 毫升称为少尿。也就是说，如果每天的尿量少于一个 500 毫升矿泉水瓶的容量，就要担心是否出现少尿。

　　少尿属于较为严重的临床症状，应当积极寻找病因，早期干预治疗。

❓ 少尿的原因有哪些？

　　少尿依据病因一般可以分为肾前性、肾性及肾后性少尿三大类。

　　○ **肾前性少尿**：肾脏有效血容量不足所引起的尿量减少。

　　• 呕吐、腹泻、失血、大量出汗等原因导致总血容量减少，引起肾脏的有效血容量相应减少，产生的尿量也随之减少。

　　• 严重心力衰竭、心律失常、心肌梗死、各种类型的休克等情况，虽然总的血容量未见改变，但是有效循环血容量下降、血管内压力下降、肾脏入球小动脉内压力及血流量降低、尿量减少。

　　• 肾脏血管炎症或肾动静脉内血栓形成所导致的肾脏有效血流量下降。

肾前性少尿往往具有可逆性，如果及时治疗原发病、消除病因，尿量及肾功能均可能逐渐恢复。

- 肾性少尿：肾实质损伤所引起的少尿，包括肾小球、肾小管间质及肾血管病变。

- 肾小球疾病：各种原发性或继发性肾小球疾病，即"肾炎"，一般为"滤过器"的膜出现故障，经过"滤过器"产生的原尿减少，而肾小管的重吸收功能正常，导致球管失衡，引起少尿。

- 肾小管间质疾病：在缺血或造影剂、顺铂等肾毒性药物作用下，肾小管上皮细胞缺血坏死，脱落至肾小管腔内，导致尿液排出困难；急性间质性肾炎导致间质水肿，原尿排出不畅，引起少尿。

- 肾血管疾病：凡是可累及肾脏内小血管的炎症因素，包括原发性、继发性、过敏性、恶性高血压等，均可导致肾内有效血流量减少，引起少尿。

以上情况大多需要在肾脏病专科医生的指导下，酌情考虑是否需要通过"肾穿刺活检术"，取出一小块肾脏组织明确病变类型，再行进一步治疗。

- 肾后性少尿：任何在尿液排出的过程中出现的阻碍均可引起肾后性少尿。

- "输水管""蓄水池""下水道"任何一个环节出现问题，或者邻近脏器组织病变累及上述三者，均会导致尿量减少。

- 常见疾病包括：结石、血凝块、肿瘤引起的堵塞；前列腺肥大、腹盆腔肿瘤、腹膜后淋巴瘤等病变引起的压迫；输尿管炎症或手术后瘢痕挛缩等也可导致尿量减少。

肾后性少尿常常可以通过碎石、切除肿瘤或肾造瘘等手段搬开或避开排尿道路上的"拦路石"，使尿液排出通畅，但仍有一些长期慢性尿路梗阻患者会出现永久性肾功能受损。

❓ 出现少尿应该注意什么？

- 及时就诊：少尿是一种比较严重的临床症状，有时甚至会危及生命，因此一旦觉察到少尿的情况超过 1 天，应当积极寻找原因，加以处理。

- 积极配合：患者本人的积极配合非常重要，回顾发病过程及此过程中的其他症状，往往可以帮助医生明确查找少尿发生原因的大致方向，确定一个"怀疑目标"。

- 查找病因：希望患者可以回忆少尿出现的时间、大致的尿量。近来有无相关的用药史及疾病史。注意少尿时有无其他伴随症状：如伴有腰酸或腰痛，则考虑肾动脉血栓或肾结石；如伴有心悸气促、夜间或活动后胸闷气促，则需要考虑是否有心功能不全。注意小便的性状，如存在血尿、尿中带有泡沫、颜面或下肢水肿等，则可能是肾炎或肾脏病。伴有发热、腰痛、尿频、尿急，则可能是尿路感染。如果是老年男性出现排尿困难，首先要排除前列腺肥大。以上这些都是查找病因时珍贵的"线索"。

💙 少尿的原因多种多样，某些甚至会引起严重的内环境紊乱，导致死亡。

💙 如出现少尿应及时至医院就诊，与医生配合，及时查明原因后再做治疗。

💙 希望所有患者经过治疗后，尿量及肾功能都能逐渐恢复，度过"少尿"危机。

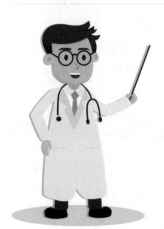

（成 云 金惠敏）

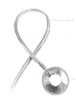

5 多尿

❓ 多尿一定是肾脏疾病吗？

正常成年人一般情况下 24 小时尿量为 1 000~2 000 毫升，如果 24 小时尿量超过 2 500 毫升可判断为多尿。因此这里的多尿是指尿量增多，并非排尿的次数增多。

❓ 多尿是否一定是肾脏有问题？

我们都知道肾脏是尿液生成、浓缩和稀释的场所，但是尿量的多少也受其他生理和精神等方面因素的影响。出现多尿症状并不一定意味着是肾脏出现了问题。正常人短时间内大量饮水或者摄入含水过多的食物，会导致体内水容量过高，抑制抗利尿激素分泌，从而引起多尿。使用利尿剂或者有利尿作用的药物也会引起排尿性多尿。精神性多饮患者也会强迫性地多饮引起多尿。

❓ 哪些原因会引起多尿？

多尿可以分为低渗性多尿和高渗性多尿。

◦ 低渗性多尿：指尿比重低于 1.005。主要见于各种原因引起的慢性间质性肾病、低钾性肾病、高钙性肾病、高尿酸血症、干燥综合征、多囊肾和肾性尿崩症等。

◦ 高渗性多尿：指尿比重大于 1.005。主要是由于葡萄糖、尿素或者尿钠排泄过多引起。

肾脏疾病和内分泌代谢障碍性疾病引起的多尿，以及上文提到的排尿性多尿和精神性多尿，是多尿常见的四种原因。

❓ 肾脏疾病引起的多尿有哪些特点？

◦ 急性肾衰竭的多尿期：此期多尿是由于肾功能减退使得肾小管浓缩功

能障碍所致，此期容易出现电解质紊乱，要注意补充电解质。

- 慢性肾衰竭早期多尿：主要以夜尿增多为特点。老年人夜尿次数增多应随访肾功能。各型失盐性肾病，如 Gitelman 综合征、Bartter 综合征、肾小管酸中毒等都会出现烦渴多饮的症状。

内分泌代谢障碍性疾病多尿有哪些特点？

- 尿崩症：因为下丘脑－神经垂体功能减退，抗利尿激素分泌减少，肾小管对水的重吸收功能下降引起多尿。
- 糖尿病：患者因为尿液当中有大量糖排除，引起溶质性利尿。
- 原发性醛固酮增多症：患者由于下丘脑－神经垂体功能减退，抗利尿激素分泌减少患者出现多饮引起多尿。而长期的低钾血症会引起肾小管空泡变性甚至肾小管坏死，肾小管重吸收钾障碍，大量钾从尿液中丢失，患者出现烦渴多饮。
- 甲状旁腺功能亢进：血钙升高肾小管受损出现多尿，而且高钙血症会增加泌尿系结石的风险，加重肾小管功能受损。

- 出现尿量增多并不一定是肾脏出现问题，应及时去医院检查，确定病因才能对症治疗。

- 出现多尿症状时尤其应该注意保持电解质平衡，进行出入量监测，当生命体征不稳定时应予以心电监护。

- 平时使用利尿剂和有利尿作用药物的患者，应定期随访肾功能、电解质。

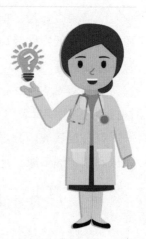

（杨 旭 彭 艾）

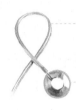

6 腰酸、腰痛

因"腰酸""腰痛"前往肾内科门诊就诊的病患不在少数。引起腰酸、腰痛的疾病相当复杂，根据不同病因可分为脊椎疾病（如脊椎炎、脊椎外伤和椎间盘脱出等）、脊椎旁软组织疾病（如腰肌劳损、肌纤维组织炎等）、脊神经根受刺激（如脊髓压迫症等）、内脏疾病（如胸腔、腹腔、腹膜后、盆腔器官疾病等）和精神因素（如癔症等）等。许多肾脏病也会表现为腰酸、腰痛，但腰酸、腰痛不一定都是肾脏病所致，需仔细鉴别。

肾脏病引起的腰酸、腰痛位于肋脊角区（背部第 12 肋骨与脊柱的交角处），主要由肾脏及肾周围组织疾病所致。肾实质本身无感觉神经分布，发生病变时并无痛感，但肾脏被膜、肾盂和输尿管上有感觉神经分布，当它们受刺激或张力增加时，可产生酸痛感觉，临床上可表现为不同性质的腰酸、腰痛。

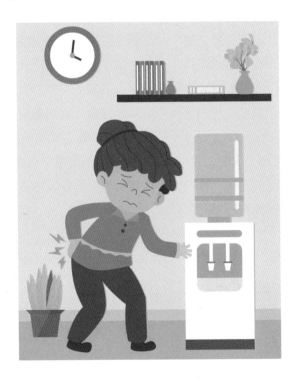

❓ 肾脏病引起的腰酸、腰痛有哪些病因?

○ **肾实质性疾病**：肾实质性疾病所致的肾脏肿大可引起持续性胀痛、钝痛，是由于肾脏体积增大致包膜被牵张所致，视病变范围可表现为一侧或双侧持续性隐痛。主要见于急性肾小球肾炎和急进性肾炎综合征等，部分患者伴有肉眼血尿、水肿和高血压等。实验室检查（如尿常规、尿微量蛋白、尿蛋白定量、生化、免疫学检查等）有助确立诊断，必要时需行肾穿刺活检以明确诊断。

○ **肾脏感染性疾病**：即肾或肾周围组织化脓性炎症，多表现为持续性剧烈胀痛，主要见于急性肾盂肾炎、肾脓肿或肾周围脓肿，往往伴有明显的全身感染症状，如发热、寒战，活动时疼痛加剧，静卧休息时缓解。多为单侧腰痛，难以忍受按压和叩击检查，腰椎可向患侧弯曲，患侧腰肌可有痉挛、僵直。实验室检查可见血炎症指标升高，尿常规检查可见白细胞升高，尿细菌学检查及尿路 B 超、X 线腹部平片和 CT 等均有助明确诊断。

○ **肾脏肿瘤或囊肿**：如肾单纯性囊肿、多囊肾、良性及恶性肿瘤，当囊肿或肿瘤足够大，会牵扯肾包膜而引起持续性胀痛或钝痛。肾脏肿瘤患者可在腹部或腰背部触及肿大的肾脏或包块，多伴有血尿。多囊肾病者亦可于腹部触及肿大的肾脏，有结节感。肾脏 B 超、X 线平片、静脉肾盂造影或 CT 等影像学检查可见肾脏占位性病变。

○ **肾脏结石**：可分为静止结石和结石急性发作。肾脏静止结石时肾区疼痛不明显，多表现为间歇性酸痛，劳累时腰痛加重，平卧休息时缓解，可有不同程度的血尿。若结石嵌顿在输尿管则会表现为突然发作的腰部或腹部剧烈绞痛，常起始于腹部，可向下腹部、会阴部及大腿内侧放射。患者多辗转反侧，伴面色苍白、冷汗，可出现血尿，行 B 超、X 线平片、静脉肾盂造影、CT 等检查有助于诊断，并可确定尿路梗阻的部位、程度和病因。

○ **其他**：梗阻性肾病、肾梗死等疾病也可引起肾区疼痛，需行实验室检查、影像学检查（如 CT）和肾动脉造影等加以明确。

💚 "腰酸""腰痛"的病因复杂，出现上述表现时，患者应及早就诊，由医生进行相关鉴别诊断后做相应的转诊或处理，切不可盲目自行处理，以免延误疾病或误诊。

（鲍晓荣）

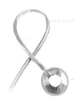

7 血尿

血尿，顾名思义是指尿液中含有过多的血红细胞，是由于各种原因引起的泌尿系统出血，也是肾脏疾病的早期信号。正常情况下显微镜检查显示尿液中有 0~3/ 高倍视野红细胞，当超过 3/ 高倍视野（儿童超过 5/ 高倍视野）即说明泌尿系统存在异常出血现象，称为"血尿"。根据血尿程度不同可分为显微镜下血尿和肉眼血尿。显微镜下血尿也称镜下血尿，患者小便颜色正常，很难肉眼发现，但是显微镜下每个高倍镜视野可见 ≥ 3 个红细胞，镜下血尿患者往往无身体不适感，隐匿发病，绝大多数在体检或尿液检查的时候偶然发现。当尿液中红细胞较多，每升尿液超过 1 毫升血液时肉眼能见到尿液呈红色、酱油色、洗肉水样，称为肉眼血尿，此时显微镜下可见到大量的红细胞。血尿的原因非常复杂，预后与病因密切相关，轻者对生命健康无影响，重者可发展至尿毒症。因此，大家有必要了解血尿的相关科普知识，早发现、早诊断、早干预可有效改善患者的预后。

是真性血尿还是假性血尿？

当出现红色尿液时，大家或许会惊恐万分，认为这是泌尿系统出了问题，其实，血尿也有真假之分。

○ 假性血尿：部分食物（如红心火龙果、甜菜等）和药物（如多柔比星、华法林、利福平、氨基比林和苯妥英钠等）均可使尿液变为红色，这些可疑患者的尿液检查结果正常，尿中无红细胞，停止摄入这些食物或者药物后，尿色将恢复正常。此外，患者若处于月经期或者伴有肛裂等尿道周围的损伤，也可能导致血液混入小便，出现假性血尿。

○ 真性血尿：是由泌尿系统疾病所引起，在显微镜下可见到异常增多的红细胞。一旦确定为真性血尿之后，医生将进一步检查明确疾病原因。

血尿的常见病因有哪些？

血尿病因十分复杂，泌尿系统（肾脏、输尿管、膀胱和尿道）任何部位炎症或损伤均可能导致血尿。

 ○ **急慢性肾小球肾炎**：是最常见的病因，如孤立性血尿。这些患者无肾脏病家族史，无任何身体不适，尿液检查提示少量的镜下血尿，无尿蛋白。门诊定期检查尿常规时，尿红细胞数量相对稳定，尿系列微量蛋白质检测（这是一项对肾小球和肾小管疾病非常敏感的实验室检查）结果亦正常，该疾病不影响患者的生活起居，不会发展至尿毒症。

 ○ **先天性 / 遗传性肾炎**：以血尿起病的另一大类肾炎是先天性 / 遗传性肾炎，尽管发病率相对较低，但应引起重视。如 Alport 综合征，患者起病年龄小，往往有血尿、尿毒症等家族史，医院体检可发现眼睛和听力的异常，若未及时治疗干预，患者预后差。

 ○ **其他泌尿系统疾病**：血尿也是链球菌感染后的急性肾小球肾炎、肾病综合征、紫癜性肾炎和狼疮性肾炎等急慢性肾小球肾炎的重要特征。

 ○ **药物**：是药三分毒，药物引起的血尿不可忽视。导致血尿的药物种类较多，主要多见于抗生素、解热镇痛抗炎药和抗肿瘤药物等，具体包括：抗生素如头孢拉定、头孢硫咪、氧氟沙星、庆大霉素、链霉素、阿卡米星、万古霉素和克林霉素等；解热镇痛抗炎药如对乙酰氨基酚（许多感冒非处方类用药均含此成分）、阿司匹林、布洛芬、萘普生、萘普生钠、吲哚美辛和双氯芬酸等；抗肿瘤药物如顺铂、卡铂、环磷酰胺和丝裂霉素等；中药如三七、鱼腥草、雷公藤和关木通等。

 ○ **其他疾病**：尿路感染、尿路结石、高钙尿症、泌尿道肿瘤、车祸等引起的肾脏挫裂伤，以及出血性疾病，如特发性血小板减少性紫癜、血友病和白血病等均可引起血尿。

  因此，对于血尿患者的诊治，常需要结合尿常规、尿畸形红细胞比率、尿系列微量蛋白质和泌尿系统 B 超等检查，明确血尿来自泌尿系统的哪一个部位，并积极寻找病因，最后再根据检查结果对血尿进行精准治疗。

❓ 小便颜色发红或发生血尿怎么办？

 ○ **追溯饮食和用药史**：首先要追溯两天内是否吃过富含色素的食物、有无特殊用药史或有无疑似食物和药物的摄入。及时前往医院检查尿常规，若结果完全正常，则不必担忧。

 ○ **注意观察**：小便时注意观察尿色、尿量，是否伴有大量而不易消散的泡沫，以及是否合并眼睑水肿、发热和皮疹等其他身体不适，若异常，应及时就诊。

○ **尿液检查注意事项：**收集尿液做检查时，要确保尿道周围无出血性损伤。女性患者要避开月经期，以免影响实验室检查结果的准确性。

因此，遇见小便颜色发红，不可掉以轻心，应及时至肾脏专科就诊。

❓ 血尿能治好吗？

血尿的预后结局主要取决于病因。

· 因药物因素、尿路结石、尿路感染和外伤等引起的血尿，治疗效果较理想。

· 儿童泌尿系统肿瘤在手术和药物等治疗手段的干预下，效果也较令人满意。

· 患者若为单纯的镜下血尿，身体无特殊不适，无肾脏病家族史，亦无其他尿液和血液检查异常，预后往往较好，对正常生活基本无影响；如果伴有视力和听力异常、水肿、腰部剧烈疼痛、皮肤黏膜出血等，则需要积极明确病因，及时治疗，防止病情恶化。

· 对于伴发血尿的肾病综合征、紫癜性肾炎和狼疮性肾炎等慢性肾小球疾病，需要在医生指导下进行较长时间的治疗，尽早干预可取得良好的疗效。

💙 无论是镜下血尿，还是肉眼血尿，都应及时就医，在医生的指导下进行相应的医学诊断及干预，切勿乱投医、乱用药物，宜定期门诊随访。

💙 有肾脏疾病的患者就诊时，应主动将病史告知医生，避免使用肾毒性药物。

💙 平时适量运动、多饮水、防寒避暑、健康饮食、注意休息，养成良好的生活习惯。

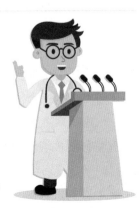

（康郁林　黄文彦）

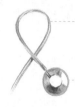

8 尿中泡沫增多

　　肾脏是人体最重要的器官之一，它的代偿功能比较强大。某些肾脏疾病的早期症状常常被掩盖，当确诊肾脏疾病时，通常已发展为中后期，治疗通常不那么容易。小便异常是肾脏疾病重要的预警信号，而泡沫尿就是其中之一。了解泡沫尿的发生机制有助于帮助我们及时预防肾脏疾病。

❓ 出现"泡沫尿"就是得了肾脏病吗？

　　正常情况下，尿液表面张力很低，形成气泡较少，尿液中成分发生改变时，尿液表面张力增高，气泡就会增多。如果小便时出现以下情况的泡沫，一般在恢复正常之后，泡沫也就没有了，这类情况不用过于紧张。

- 小便时因张力和冲力产生的泡沫，一般都会很快散开。
- 喝水较少、排尿较少，或憋尿太久、小便排出太急产生的泡沫。
- 短时间内摄入大量富含蛋白质的食物。
- 少部分人在大量运动、情绪激动、长期久站或寒冷环境下小便，可短暂地出现泡沫。
- 便池中的消毒剂或去垢剂也是使尿液形成泡沫的原因之一。

　　当偶尔出现泡沫尿，如果去除上述诱因后泡沫尿消失，且没有伴随其他异常症状或疾病，则无需太担心。只需要注意休息，多饮水便可。

❓ 长期出现"泡沫尿"是怎么回事？

　　如果尿液出现大量的泡沫，而且泡沫长时间存在，是否说明机体存在问题还需要根据综合情况来判断，可能有以下原因：

　　泌尿系统感染：如果泌尿系统受到了感染或泌尿道中有产气菌存在，则会出现泡沫尿，泡沫细小，且久久不能散开，还可能伴有尿痛、尿急等症状。

　　糖尿病：糖尿病患者因血糖升高，继发尿糖升高，容易产生泡沫尿。尿液中尿糖或尿酮体含量升高，尿液的酸碱度发生改变，尿液中的有机物

（葡萄糖）和无机物（各种矿物盐类），也可以使尿液张力增强而出现泡沫，但这种泡沫一般较大，且很快消失。

○ 肝脏疾病：尿液呈豆油样改变，振荡后出现黄色泡沫且不易消失。常见于阻塞性黄疸和肝细胞性黄疸。

○ 肾脏疾病：尿液中蛋白质含量异常升高是引起泡沫尿最常见的原因之一，也是各种疾病尤其是肾脏病的重要临床表现。各类原发性肾脏疾病，如各类原发性肾小球肾炎等和各类继发性肾脏损害，如糖尿病、高血压、痛风、肝炎等，一定情况下可导致肾脏损害，使尿液中蛋白质含量增加。而多发性骨髓瘤、急性血管内溶血、白血病等，因血液中出现大量异常蛋白质，尿液中也有蛋白质漏出，形成蛋白尿。体内蛋白质的流失，可形成泡沫尿，也可能是肾衰竭的前兆。

❓ 小便长期有泡沫怎么办？

正常的尿液应该是淡黄色，有少量的泡沫是允许的。对于持续出现的泡沫尿，需仔细甄别是否由疾病所致。如果排除上述非病理性因素后，尿液中仍然出现较多泡沫，或同时伴有其他异常症状或疾病，如水肿、血尿、高血压、尿频、尿急、尿痛、夜尿增多、糖尿病等，则需要及时到肾脏内科就诊，尿常规检查便可了解尿液中的蛋白质和葡萄糖情况。

此外，乏力、食欲不振等症状也可能是肾脏的问题，血肌酐、尿素等毒素逐步蓄积在体内时，刺激胃肠道使患者出现食欲不振、口臭、口腔黏膜溃疡、恶心、呕吐、上腹饱胀、腹泻甚至消化道出血等症状。血尿酸高的人群，尿酸容易蓄积于肾脏，导致肾功能受损，所以有高尿酸时一定要定时检查肾功能。

💙 泡沫尿患者应养成良好的生活习惯，少憋尿，平时以轻、中度有氧运动最好，减少熬夜、抽烟等不良生活习惯，需要久站时应该每半小时休息一下。

💙 最重要的是及时甄别泡沫尿的原因，对于确实由疾病引起的泡沫尿，应根据病情调整饮食及生活习惯。

（宦红娣　张军力）

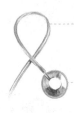

9 读懂化验单

　　肾脏病患者常常要验血或验尿来评估病情变化。但化验单项目繁多，常常会出现很多箭头，看得人心惊胆战。殊不知化验单里有大学问，有的指标升高不好，如尿素氮；但有些指标是降低不好，如血红蛋白；有些指标轻度异常就提示较为严重的问题，如血肌酐；而有些指标只有显著异常才需用药，如24小时尿蛋白定量。因此了解一些化验单里的学问，能够及时请专科医生诊治，避免不必要的恐慌。

❓ 尿素氮升高是否可确诊肾功能异常？

　　尿素氮是人体蛋白质代谢的主要终末产物，肾功能严重受损的患者可以出现血尿素氮升高。但除此之外，还有以下情况可能出现尿素升高。

　　○ 高蛋白质饮食：进食过多的高蛋白质食物，蛋白质在体内代谢后，产生大量的代谢性产物，从而出现尿素氮的一过性增高。

　　○ 消化道出血：消化道出血后因大量血液进入胃肠道内，并消化分解产生大量的氮质，吸收入血后出现血尿素氮的升高。

　　○ 其他：如严重腹泻导致身体脱水或心功能衰竭等，由于肾脏血流量下降，肾脏排出的尿素氮减少，从而使血中尿素氮出现一过性升高。

　　因此，单纯尿素氮的轻度升高并不等同于肾功能不全，还需要结合其他血液检查的指标，排除肾脏疾病之外的原因。

❓ 血肌酐值在正常范围内是否可判断为肾功能正常？

　　肌酐是人体肌肉代谢的产物，血肌酐是临床上最常用来判断肾功能的指标。但是肾脏功能受损要达到一定程度后血肌酐才会异常升高，因此血肌酐在正常范围不代表肾功能正常，也就是说血肌酐不能用于诊断早期肾功能减退。临床上需要通过其他更灵敏的方法来早期发现肾脏功能减退，如估算的肾小球滤过率（GFR）。

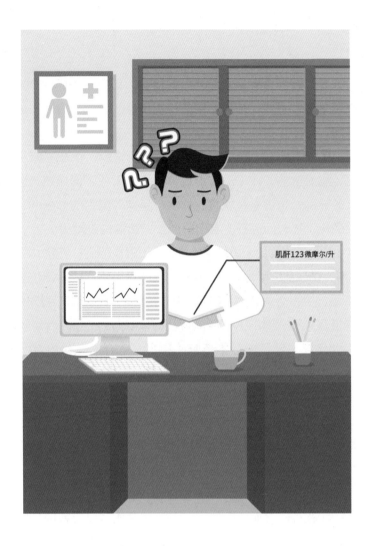

❓ 什么是估算的肾小球滤过率?

估算的 GFR 是一种结合了血肌酐和其他参数（如年龄、性别、种族等），应用公式计算出来的肾小球滤过率估算值。这个指标矫正了其他因素对血肌酐的影响，能更加全面、敏感地反映肾脏病患者的整体情况，可用作肾功能减退的早期诊断方法。

根据美国肾脏病基金会（KDIGO）指南，肾功能可依据 GFR 分为以下 5 期：① 1 期：GFR ≥ 90 毫升 /（分钟·1.73 平方米）。② 2 期：60 ≤ GFR<90 毫升 /（分钟·1.73 平方米）。③ 3 期：30 ≤ GFR<60 毫升 /（分钟·1.73 平方米）。④ 4 期：15 ≤ GFR<30 毫升 /（分钟·1.73 平方米）。⑤ 5 期：GFR<15 毫升 /（分钟·1.73 平方米）。

❓ 如何正确留取尿液标本？

尿液检查是肾脏病患者最常需要做的检查，正确留取标本对于获得真实可靠的检查结果非常重要。根据不同的检查项目，留取尿液标本的种类和方法亦有所不同。

◦ **晨尿**：尿常规检查一般留取晨尿检测最为适宜。晨尿是指早晨起床时第一次小便，相对浓缩，尿中的有形成分要比白天稀释的尿液为多，比较容易发现尿液的异常，也可避免饮食、饮水、运动等因素的影响。晨尿留取标本后需尽快送检，长时间放置会有细菌产生，影响检查结果。

◦ **清洁中段尿**：主要用于中段尿培养，为了避免尿道口炎症、白带等污染，在留取标本时，排尿前应消毒外阴，先排掉前一段小便，只留取中间的一段。

◦ **随机尿**：指患者无需任何准备、不受时间限制、随时排出的尿液标本。如患者摄入大量液体或剧烈运动后可影响尿液成分，因而随机尿不能准确反映患者状况。随机尿标本新鲜、易得，适合门急诊患者的尿液筛检试验。

◦ **24 小时尿液**：24 小时尿留取方法，首先弃去起床时的晨尿（早晨 6 时），将 6 时以后的尿留置在容器内，一直留到次日晨起 6 时为止。记录 24 小时尿液总量。通常用于 24 小时尿蛋白定量和 24 小时尿电解质等检查。

❓ 尿隐血阳性就可确诊血尿吗？

尿隐血阳性就可确诊血尿吗？实际上，尿隐血试验反映的是尿中的血红蛋白，尿中只要有红细胞的成分，即便不是完整的红细胞，都可表现为尿隐血阳性。而人体血液中的红细胞每天都在生成和不断破坏，并且不断从尿液排出，故正常人也会出现尿隐血阳性的结果。尿路感染、尿中维生素 C 等都可使尿隐血假阳性。因此尿隐血阳性并不等同于血尿。判断是否有血尿一定要做晨尿尿常规的检测。

❓ 泡沫尿就可确诊蛋白尿吗？

尿液中出现较多的泡泡，是否可确诊蛋白尿？答案是：不一定。尿液冲击也会产生泡泡；尿液中糖、胆红素等增加时，也会出现泡沫。只有当尿中较多的泡沫长时间存在，久久不退的情况下，才有可能存在蛋白尿。此时建议去医院就诊，完善尿液检查！

❓ 尿色发红就可确诊血尿吗?

尿色发红首先要排除女性月经期经血的污染,以及痔疮出血均会污染尿液标本而出现假性血尿。药物(抗生素、利福平等)、食物(黑莓、甜菜、辣椒等)可导致尿色发红,红色火龙果还可导致紫红色尿液的出现。因此尿色发红不一定是血尿,要至医院进行尿常规检查方能明确。

❓ 有血尿就可确诊肾炎吗?

◦ **血尿的诊断**:首先要清楚尿中多少红细胞才算是有问题的。镜下血尿的定义是显微镜下红细胞≥3/高倍视野,而每1 000毫升尿中含血液1毫升就会出现肉眼可看到的血尿。

◦ **明确病因**:确诊血尿后,还要判断是何种原因导致的。①女性月经期经血的污染、痔疮出血污染尿标本会出现假性血尿。②药物(抗生素、利福平等)、食物(黑莓、甜菜、辣椒等)可导致尿色发红。③肾脏输尿管膀胱部位的感染、结石、肿瘤及部分其他全身性疾病,都可能合并血尿。

因此血尿不一定确诊肾炎,还需要配合医生进行更深入、详细的检查明确病因。

💙 正确读懂化验单,是正确诊治的前提。

💙 不同指标高低意义不同。有的指标容易受到留取标本、检测环境等因素影响。

💙 有些指标升高不好,如尿素氮;有些指标降低不好,如血红蛋白;有些指标轻度异常就可能提示较为严重的问题,如血肌酐;有些指标只有显著异常才需用药,如尿蛋白定量。

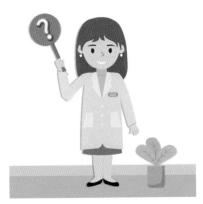

(张春丽)

认识肾脏病
肾脏病

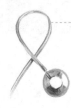

10 肾小球疾病

❓ 什么是肾小球疾病?

人有两个肾脏,共有约 130 多万个肾单位,每个肾单位包括肾小球、肾小囊和肾小管三部分。肾小球由许许多多很细的毛细血管组成,这些毛细血管上面密布着像筛网一样的孔洞。当各种原因造成肾小球损伤时,蛋白质、红细胞等成分就会从被破坏的孔洞漏出去,患者尿液中就会出现蛋白质、红细胞和管型。肾小球疾病就是指病变发生在双侧肾脏的肾小球的一组疾病。

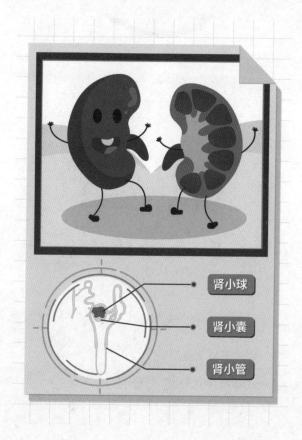

肾小球

肾小囊

肾小管

❓ 为什么会得肾小球疾病？

肾小球疾病可分为原发性、继发性和遗传性。

○ 原发性肾小球疾病：是肾脏本身发生病变，常由各种感染、劳累等诱发免疫炎症反应而致病。

○ 继发性肾小球疾病：是由一些全身性疾病造成肾小球损害，如糖尿病肾病、狼疮性肾炎、乙型肝炎病毒相关性肾炎等。

○ 遗传性肾小球疾病：为遗传基因突变所致，家族中往往有多名成员发生相似的肾小球疾病表现，如遗传性肾炎（即 Alport 综合征）等。

❓ 原发性肾小球肾炎有哪些常见类型？

原发性肾小球肾炎占肾小球疾病的大多数，仍是目前我国引起慢性肾衰竭的最主要原因。原发性肾小球肾炎根据病情变化可分为以下几种类型，不同类型的临床表现、治疗方法和预后有很大差异。

○ 急性肾小球肾炎：常见于儿童，但可见于各年龄组。起病急，病情轻重不一，临床表现为蛋白尿、血尿（镜下或肉眼血尿）、水肿（可轻可重）、高血压、少尿，可有一过性肾功能受损，可伴有乏力、厌食、恶心、呕吐、腰疼、腹痛等。B 超检查提示肾脏无缩小。部分病例在起病前 1~3 周有急性扁桃体炎等链球菌感染史，因此积极抗感染很重要，同时应限制水钠摄入量、注意休息。大多数患者预后良好，一般在数月至 1 年内痊愈。

○ 急进性肾小球肾炎：多数患者有上呼吸道感染的前驱症状，起病急骤，病情进展快。临床主要表现为血尿（多有肉眼血尿）、蛋白尿、管型尿、水肿和高血压等，并随着病情的进展可出现进行性少尿或无尿，肾功能在短时间内迅速恶化发展至尿毒症。部分急进性肾小球肾炎患者可出现肾外器官受累，如呼吸道（咯血、呼吸困难）、皮肤（紫癜、溃破）及神经系统（四肢远端麻木）等。肾活检的典型病理改变是肾小球内广泛新月体形成。早期诊断和及时强化免疫抑制治疗是提高急进性肾小球肾炎治疗成功的关键。同时应注意休息、低盐饮食、控制血压、积极控制感染。

○ 慢性肾小球肾炎：起病隐匿，进展缓慢，病情时轻时重、迁延反复，常因上呼吸道感染等诱发或加重。临床表现为不同程度的血尿、蛋白尿、水肿、高血压，肾功能逐步减退。后期出现慢性肾衰竭表现及其并发症，如：水电解质酸碱平衡紊乱、贫血、骨与矿物质代谢紊乱等。患者应避免感染等加重因素，有水肿与高血压者应控制钠盐的摄入。在保证足够热量的前提下，选择优质低蛋白质饮食。控制血压可延缓肾衰竭进展。

◦ 肾病综合征：大量蛋白尿（≥ 3.5 克 /24 小时）、低白蛋白血症（≤ 30 克 / 升）、明显水肿、高脂血症。上述四条中前两条为必要条件。肾病综合征作为一组临床综合征具有共同的临床表现、病理生理，由于病因不同，其临床表现、发病机制和治疗又各不相同。成人患者有条件应做进一步检查，包括肾活检，以明确病因、明确病理诊断并指导治疗。饮食应富含蛋白质及各种维生素，有水肿或在大剂量激素治疗期间，应限制钠盐摄入。

◦ 隐匿性肾小球肾炎：又称无症状性血尿和（或）蛋白尿。起病隐匿、缓慢，很多人在体检时发现。尿检以少量尿蛋白为主，尿蛋白 <1.0 克 /24 小时，称为"无症状性蛋白尿"。有些患者以持续镜下血尿为主，偶发肉眼血尿，相差显微镜检尿红细胞为多形型，无痛性、与体位无关，尿病原体检查阴性，泌尿系统影像学检查无阳性发现，称为"单纯性血尿"。没有水肿、高血压、肾功能减退等表现。此病可转化为肾小球肾炎的其他临床类型。

◦ IgA 肾病：占原发性肾小球疾病的 30%~45%，多见于青壮年。其病理特征是肾脏免疫病理显示在肾小球系膜区以 IgA 为主的免疫复合物沉积。发病前多有上呼吸道感染，少数伴有肠道或泌尿道感染。临床表现多样，主要表现为肉眼血尿、无症状镜下血尿和蛋白尿、高血压和肾功能损害，急性肾损伤和肾病综合征少见。

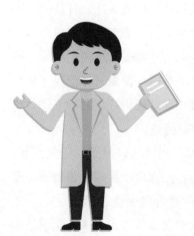

♡ 以上分型是根据临床症状、实验室检查为依据进行的，为了更加明确肾小球病变的性质和程度，部分患者应行肾活检。

♡ 根据组织病理改变而制订合理的治疗方案，并据此判断其预后情况。

（李 晓 陈 楠）

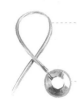

11 肾小管间质疾病

肾小管间质疾病是一种以肾间质和肾小管受累为主的疾病的总称。常见疾病包括急性间质性肾炎（AIN）、慢性间质性肾炎（CIN）、肾小管性酸中毒（RTA）及遗传性肾小管疾病等。

什么原因会引起 AIN？

AIN 常常见于药物过敏、感染、肾移植急性排异反应、系统性疾病等。随着抗生素及合成、半合成药物的广泛应用，药物已成为 AIN 的首要病因，其中以 β- 内酰胺类抗生素（如青霉素、头孢菌素等）最为常见。

AIN 有哪些临床表现和检查结果？

○ 临床表现：药物过敏引起的 AIN 可有全身过敏表现，如：皮疹、发热、关节痛、淋巴结肿大等。而肾脏表现，主要是迅速进展的急性肾功能衰竭：血肌酐进行性升高，伴或不伴有尿量减少。

○ 检查结果：尿检异常包括尿中白细胞、红细胞增多，或者尿中蛋白质增加。伴有肾小管功能异常，尿中葡萄糖含量增加、尿比重降低等。血液检查除了血肌酐升高外，还常有贫血、红细胞沉降率快、C 反应蛋白升高等非特异性表现。B 超等检查常发现患者双肾体积增大或正常。肾穿刺病理学检查可确诊 AIN。

AIN 怎么治疗，转归如何？

AIN 的治疗方案包括去除病因、糖皮质激素及支持治疗，必要时行血液透析治疗。该病如果及时去除病因且治疗方法得当，大多数病例预后良好。但少数重症患者肾小球滤过功能难以完全恢复，而转变为慢性肾功能衰竭。

❓ 什么原因会引起 CIN？

CIN 是以慢性肾小管 - 间质损害为主的肾脏疾病。可由多种病因引起：

- 遗传性疾病：多囊肾、家族性间质性肾炎等。
- 药物性肾病：非甾体抗炎药、马兜铃酸类药物、环孢素及顺铂等。
- 尿路疾病：梗阻性肾病、反流性肾病等。
- 感染性疾病：各种病原体所致慢性肾盂肾炎。
- 系统性疾病：免疫性疾病、代谢性疾病、血液病等。
- 其他：放射性肾病及重金属中毒等。

❓ CIN 有哪些临床表现和检查结果？

- 临床表现：早期患者可逐渐出现多尿或夜尿增多，并伴有不同程度的纳差、乏力、消瘦等，一般无水肿。后期随着病情进展，可出现慢性肾功能不全的症状：厌食、恶心、呕吐等，贫血常很严重。可出现血压升高，但其程度不及肾小球肾炎引起的高血压严重。

- 检查结果：尿常规可有轻度蛋白尿，尿比重降低或者出现糖尿、氨基酸尿等。尿沉渣可见少量白细胞，一般无红细胞和管型。血液检查可有血肌酐逐渐升高，伴有贫血，部分患者可出现低血钾、低血钠、低血磷等表现。B 超提示双肾体积缩小、肾脏轮廓不光整。另外，影像学检查还有助于判断某些病因，如发现尿路梗阻等。

❓ CIN 怎么治疗，转归如何？

- 去除病因：停用致病药物、控制感染、解除尿路梗阻等。
- 对症支持治疗：纠正贫血、纠正低血钾、低血钠、低血磷，控制血压。若是因自身免疫疾病因素引起的 CIN，必要时可应用激素等治疗。疾病晚期进展至尿毒症，可行肾脏替代治疗：如血液透析、腹膜透析或者肾移植等。
- 预后：与病因、肾间质病变和肾功能受损程度密切相关。

❓ RTA 有哪些分型？

RTA 是由于各种病因导致肾脏酸化功能障碍而产生的一种临床综合征，病变位置在肾小管，肾小球功能则相对正常。目前主要分为四型。

○ Ⅰ型：远端肾小管性酸中毒。该病可为先天性肾小管功能缺陷，也可继发于自身免疫性疾病、药物和毒物中毒、钙磷代谢紊乱等。患者多有代谢性酸中毒表现：厌食、恶心、呕吐、乏力、气短等。同时常伴有多尿、肌无力、软瘫、骨质疏松、肾结石等表现。婴幼儿起病可伴有生长发育迟缓。治疗原则：去除诱发因素，纠正酸中毒及电解质紊乱，补碱及补钾，防治肾结石及骨病。

○ Ⅱ型：近端肾小管性酸中毒。可由先天遗传性肾小管功能缺陷及各种后天获得性肾小管间质疾病引起。除酸中毒表现外，多伴有低血钾，骨病的发生率比Ⅰ型要低，主要为骨软化病及骨质疏松，尿路结石及肾脏钙化较少见。此类患者常因其他合并的症状就诊，如幼儿期发育迟缓、眼部疾病、智力低下等。治疗原则：补碱、补钾，必要时加用小剂量氢氯噻嗪。

○ Ⅲ型：混合型肾小管酸中毒。其特点是Ⅰ型和Ⅱ型肾小管酸中毒的临床表现均存在。治疗与Ⅰ型和Ⅱ型相同。

○ Ⅳ型：高血钾型肾小管酸中毒。目前该病病因尚不明了，可能与各种原因导致的血醛固酮缺乏或远端肾小管对醛固酮反应低下有关。患者除有高氯性代谢性酸中毒外，主要临床特点为高钾血症。治疗方法和预后取决于潜在的病因，除此之外，纠酸降钾至关重要，必要时可补充盐皮质激素。

❓ 遗传性肾小管疾病有哪些临床表现和检查结果？

遗传性肾小管疾病是一组基因突变所致的肾小管疾病。其种类繁多，通常表现为各种临床综合征，临床少见。绝大多数为隐性遗传。

○ 范可尼（Fanconi）综合征：近端肾小管磷酸盐、葡萄糖、氨基酸及碳酸氢盐丢失过多，导致电解质紊乱及其引起的各种代谢性疾病，如代谢性酸中毒、低磷血症、低钙血症、低钾血症等，有时伴有肾小管性蛋白尿、多尿、佝偻病、骨质疏松及生长发育迟缓。

○ 巴特（Bartter）综合征：主要表现为低钾性碱中毒、高肾素高醛固酮血症而血压正常，以及肾小球旁器增生肥大。

○ 吉特曼（Gitelman）综合征：特征性表现为代谢性碱中毒、低钾血症、低镁血症、低尿钙等，也可表现为间歇性疲乏、肌无力、痉挛等，无或仅轻度生长发育迟缓，还可发生软骨钙质沉着症，多由低镁血症引起。

○ 利德尔（Liddle）综合征：主要特点为家族性的容量依赖性高血压，低钾性碱中毒，血浆肾素、醛固酮水平降低。

○ 戈登（Gordon）综合征：特征表现为高血压、高血钾、高氯性代谢性酸中毒，而肾功能正常。由于长期的酸中毒影响生长发育，患者往往身材矮小。

❓ 遗传性肾小管疾病怎么治疗，转归如何？

若患者能进行病因治疗，应行病因治疗。但大部分缺乏有效的治疗措施，应行积极对症治疗，维持机体水、电解质和酸碱平衡，防止出现并发症。

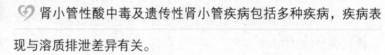

💙 肾小管间质疾病是一种以肾间质和肾小管受累为主的疾病的总称。

💙 急性间质性肾炎可有全身过敏表现，尿常规可见白细胞及红细胞增多。

💙 慢性间质性肾炎早期症状不明显，可仅出现多尿及夜尿增多，随着病情进

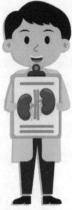

展、肾功能恶化，可有肾功能不全的相关表现。

💙 肾小管性酸中毒及遗传性肾小管疾病包括多种疾病，疾病表现与溶质排泄差异有关。

（仙淑丽）

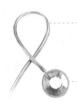

12 继发性肾脏病

继发性肾脏病指全身系统疾病导致肾脏损害的一组疾病，几乎全身各个系统的疾病都会影响到肾脏。以下介绍几种临床上常见的继发性肾脏病。

❓ 何为糖尿病肾病？

糖尿病肾病是常见的继发性肾脏病，可继发于 1 型糖尿病、2 型糖尿病及其他继发性糖尿病，如胰腺炎或胰腺切除术所致糖尿病。对于同时存在糖尿病视网膜病变的患者，糖尿病肾病的可能性大大增加。

糖尿病肾病在早期临床表现不明显，肾小球滤过率提示肾脏存在高滤过状态，肾穿刺病理检查显示肾小球肥大、基底膜和系膜基质增厚。随着疾病的进展，出现尿中泡沫、双下肢和颜面的水肿等。进展至糖尿病肾病末期，常出现肾功能严重恶化、大量蛋白尿、高血压、水肿甚至尿毒症。

因此，建议糖尿病的患者需常规随访尿常规、监测微量蛋白尿水平和尿白蛋白 / 肌酐。很多糖尿病患者可出现尿微量蛋白升高，尿白蛋白 / 肌酐超过 30 毫克 / 克，甚至会出现超过 300 毫克 / 克的重度增加的白蛋白尿。严重者尿常规中尿蛋白（+）～（++++）不等，常合并不同程度的低蛋白血症和水肿等。虽然目前暂无根治糖尿病肾病的特异性药物，但有药物和治疗措施可以延缓糖尿病肾病的进展，包括严格的血糖控制、控制血压，以及使用血管紧张素转化酶抑制剂（ACEI）或血管紧张素受体拮抗剂（ARB）、新型降糖药物等。

❓ 何为狼疮性肾炎？

系统性红斑狼疮是好发于年轻女性的自身免疫性疾病，常累及心血管系统、神经系统、血液系统等。它的表现多种多样，有些患者会在晒太阳后出现面部蝴蝶样的红斑、反复的口腔溃疡、多关节疼痛、感染症状不明显的发热。很多还会同时出现皮肤出血点、牙龈出血、贫血乏力、胸闷气急等。因此对于育龄期的女性，如果有上述症状，首先应排除自身免疫性疾病。系统性红斑狼疮常累及肾脏。很多患者可无上述症状，而以尿泡沫增加、反复的下肢水肿、高血压为首发症状，在后续的检查中才明确系统性红斑狼疮的诊断。

狼疮性肾炎患者中最常见的异常为泡沫尿，可同时存在血肌酐的升高。系统性红斑狼疮患者的尿液分析异常或血清肌酐升高时应怀疑存在肾脏累及，此时应该即刻至肾脏内科或者风湿免疫科就诊，让专科医生评估是否应接受肾脏穿刺活检。因为狼疮性肾炎种类较多，肾穿刺病理检查可以做出较明确的诊断，医生也可以根据病理分型、疾病的活动程度等制订个体化的治疗方案。

暂无肾脏受累的患者也应定期进行相关检查，包括肾功能、尿常规、尿沉渣镜检、尿蛋白/肌酐、24 小时尿蛋白定量。血常规、红细胞沉降率、抗 ds-DNA 抗体滴度、风湿免疫指标（ANA、SSA、SSB）及补体（C3、C4）水平也需要定期检查，因为它们常与系统性红斑狼疮的疾病活动性密切相关。

虽然狼疮性肾炎是一种容易病情反复，甚至合并严重并发症的自身免疫性疾病，严重者需长期使用激素或者免疫抑制剂治疗。但也有很多患者通过定期的门诊随访，及时调整治疗方案，病情稳定，获得不错的治疗效果。

❓ 何为血管炎？

血管炎也是一种较为常见的系统性免疫疾病。通俗来说，它是全身血管的"炎症"，可累及许多不同的身体部位。血管炎存在许多不同的类型，一些血管炎程度轻微，而另一些程度较严重甚或危及生命。血管炎的临床表现并不典型，如疲倦、发热、肌肉和关节疼痛、食欲下降、腹痛，有些存在咳嗽、胸闷。还有的患者尿液颜色变深，甚至出现肉眼血尿，同时有尿泡沫增多、水肿等。所以对于发热原因不明、症状不典型，但同时存在水肿、小便泡沫增多的患者，血管炎应纳入考虑范围。

临床怀疑抗中性粒细胞胞浆抗体（ANCA）相关性血管炎时，可做血液 ANCA 和尿液检查。ANCA 阳性、尿常规中尿蛋白阳性及红细胞增加可以为血管炎肾脏累及提供很好的诊断依据。胸部 CT 检查和肺功能检查也可早期发现血管炎引起的肺部病变。高度怀疑血管炎累及肾脏时，应及时完成肾活检，明确病理的活动程度，并制订相应的治疗方案。必要时还可行血管活检，以明确诊断。

部分血管炎有时可由机体对某些药物的反应而引起。如果临床有可疑药物使用史，可能仅需停用该药即可。但是很多时候，激素和免疫抑制剂是治疗系统性血管炎的主要药物。正如前文提到的系统性红斑狼疮，血管炎继发的肾脏损害也需要比较密切的门诊随访，保证疾病稳定，避免血管炎活动带来严重的并发症，进一步影响患者的健康。

💙 继发性肾脏病是一类以全身系统疾病造成肾脏损害的疾病，包括代谢相关疾病（如高血压、糖尿病等）、自身免疫系统疾病（如血管炎、狼疮等）、肿瘤性疾病（如浆细胞疾病引起的肾损害等）等。

💙 治疗继发性肾脏病常常需要以治疗全身性疾病为主。

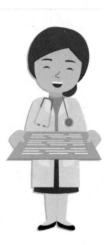

（张　琪）

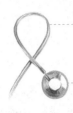

13 药物性肾损伤

古语有云"是药三分毒"，在接受药物治病的同时，还必须认识到药物的毒副作用。肾脏是人体主要的排泄器官，许多药物在经肾脏排泄过程中容易产生肾脏的毒性作用，这也是为什么药品说明书都会将"肾脏毒性"作为单独部分进行介绍的原因。临床上，把治疗剂量和药物过量导致的肾功能受损统称为药物性肾损伤。

❓ 为什么会发生药物性肾损伤？

肾脏本身的结构和功能特点决定了它对药物毒副作用极其敏感：

· 肾脏血流量特别丰富，占心输出量的20%~25%，按单位面积计算是各器官血流量最大的一个，因而大量的药物会聚集到肾脏。

· 肾内毛细血管的表面积大，抗原－抗体复合物便于沉积，容易诱发免疫反应。

· 肾脏的浓缩机制导致肾髓质和肾乳头处药物浓度急剧升高，加重肾小管损伤概率。

· 肾脏代谢旺盛，需氧量大，任何影响肾脏供血和氧供的因素，都会增加药物对肾脏的毒性。

· 对于合并肾脏病的患者，肾脏代谢功能受损，即使常规的药物剂量也可能诱发肾毒性，故需减量甚至停用。

❓ 药物性肾损伤有哪些发病机制？

· 肾前性：药物通过减少血容量和影响肾脏血流动力学引起肾脏灌注减少。

· 肾实质：药物直接作用于肾小球、肾小管细胞和肾血管细胞产生肾毒性。

· 肾后性：药物结晶或代谢产物阻塞肾小管。

❓ 容易产生肾毒性的药物有哪些？

◦ **抗感染类药物**：主要包括抗生素、抗真菌药和抗病毒药物。

• **氨基糖苷类抗生素**：代表药物为庆大霉素、丁胺卡那霉素和链霉素，长期使用会导致肾小管上皮细胞坏死。

• **万古霉素**：单独使用时引起的肾损害比例为 7%~16%，当与氨基糖苷类抗生素联合使用时比例可升高至 35%。

• **两性霉素 B**：广谱抗真菌药物，抗真菌效果好，但是肾毒性大，限制了它的使用，肾损害发生率可达 20%~80%。

• **阿昔洛韦**：抗病毒药，大剂量使用时急性肾损伤的发生率达 10%~48%，可能与其在肾小管内沉积、发生毒性免疫反应或超敏反应有关。

• **阿德福韦**：临床上常用来治疗乙型肝炎，其肾毒性表现为肾小管和间质损伤。

◦ **解热镇痛药物**：又称非甾体抗炎药（NSAID），如安乃近、酚氨咖敏、布洛芬、吲哚美辛、双氯芬酸钠、塞来昔布、对乙酰氨基酚等，是常用的感冒药的成分。其所致肾损伤可为缺血性损伤，也可表现为急性间质性肾炎，甚至发生肾衰竭。值得注意的是，这类药物的使用应遵医嘱，不应擅自滥用，既往有肾脏病病史或老年患者，更应谨慎使用。对这类药物引起的肾损伤，停用药物是最基本的治疗。

◦ **利尿剂**：利尿剂（如呋塞米、螺内酯、氢氯噻嗪等）是肾内科和心内科的常用药，但对于基础有效循环血容量不足的患者，如腹泻、呕吐、大量出汗、出血、心力衰竭、肝硬化、腹腔积液和肾病综合征等，应用利尿剂时要特别注意容量不足所致肾损害。渗透性利尿剂（甘露醇）所致的肾损害发生率较高，使用时应注意监测肾功能。

◦ **降压药物**：降压治疗是肾脏病治疗的重要组成部分，血管紧张素转换酶抑制剂（ACEI，如依那普利、卡托普利等）/血管紧张素受体拮抗剂（ARB，如缬沙坦、氯沙坦等）类药物更是肾脏科治疗慢性肾脏病的主要武器。ACEI/ARB 类药物主要通过减少肾脏灌注、减轻肾脏负担发挥作用。但是，对于肾脏已经失代偿，即血肌酐已经升高的患者，应根据实际情况谨慎使用。对于肾动脉狭窄、合用利尿剂或非甾体抗炎药、心功能不全、脱水的患者，发生肾损伤的风险更大。

◦ **抗肿瘤药物**

• **顺铂**：是一种细胞增殖抑制剂，广泛用于睾丸癌、卵巢癌、前列腺癌、肺癌、骨癌和头颈癌等实体瘤的治疗中，这类药物具有明显的肾小管毒性。

- 甲氨蝶呤（MTX）：MTX作为抗代谢药物广泛用于恶性肿瘤的治疗，如绒膜癌、其他滋养层肿瘤。MTX及其代谢产物7-氢甲氨蝶呤蓄积，阻塞肾小管是引起肾损伤的主要因素。

- 双膦酸盐类：如唑来膦酸盐、帕米膦酸盐等用于治疗多发性骨髓瘤和佩吉特病，其所致肾损伤的特征性改变是肾小管上皮细胞坏死和肾小球硬化。

- 抗肿瘤生物制剂：血管内皮细胞生长因子抑制剂、PD-1/PD-L1抑制剂等在使用期间均可能导致肾损伤，应注意监测。

○ 免疫抑制药物：免疫抑制剂也是肾脏科的常用药，包括环孢素A、他克莫司等钙调磷酸酶抑制剂。他克莫司/环孢素A在血药浓度过高或长期使用时会损伤肾脏，因此使用期间应注意监测血药浓度，根据血药浓度遵医嘱调整用量。

○ 造影剂：造影剂对肾脏的损害可分为两方面：一是收缩肾内血管，减少血流，使肾脏处于缺血、缺氧状态；二是其毒性代谢物，直接损伤肾小管的上皮细胞。对既往有慢性肾功能不全、糖尿病、高血压和高龄等高危因素的患者，应使用等渗、低黏度、非离子型的造影剂，尽量减小剂量，避免短期内重复使用。对于既往有肾脏病病史又需要使用造影剂的患者，应注意监测造影剂使用前后的肾功能变化。

○ 中药：和西药多为化学合成相比，中药来源于天然，故往往被认为相对安全。但实则不然，由于中药、天然药成分十分复杂，很多药物具有明显的肝毒性和肾毒性。具有明显肾毒性的中药包括：防己（木防己、汉防己）、马兜铃、关木通、川朴、天仙藤、苦丁、斑蝥、海马、蜈蚣、蛇毒、砒石、砒霜、雄黄、朱砂、升汞、铅丹及明矾等。使用中药治疗时应在中医师指导下规范用药，并注意监测肝肾功能。

♡ 尽管临床上药物的毒副作用是一个不容小觑的问题，但在求医问药的过程中却也无需讳"毒"忌"药"。

♡ 遵照医生的指导，针对不同的人群和病症，应用合理的剂量，既能保证药物的疗效，又能最大限度降低药物的肾脏毒性。

（张　威　袁伟杰）

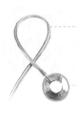

14 慢性肾脏病

慢性肾脏病（CKD）是指肾脏结构或功能障碍。近年来，全球 CKD 患者人数持续增加，中国成年人 CKD 患病率高达 6.44%~25.25%。CKD 已成为除糖尿病、高血压以外又一威胁人类健康的常见疾病。

什么是 CKD？它有哪些危害？

CKD 指各种原因引起的肾脏结构或功能障碍 ≥ 3 个月。如患者存在肾脏病理损伤、尿液成分异常、影像学检查异常，不管肾功能正常与否，都属于 CKD。另外，通俗所说的肾功能，指的是肾小球滤过率（GFR）而非血肌酐，如 GFR<60 毫升 /（分钟·1.73 平方米），且持续 ≥ 3 个月，即使没有血肌酐异常、无尿检异常或其他肾损伤证据，仍可断为 CKD。

若 CKD 患者 GFR 降低，也被称为"慢性肾功能不全"或"慢性肾衰竭"。若肾功能严重衰退，GFR<15 毫升 /（分钟·1.73 平方米）时，称为终末期肾衰竭（ESRD），就是通常所说的"尿毒症"。尿毒症一般需要透析治疗，心脑血管并发症多，致残和死亡风险较高，是威胁人类生命的重要"健康杀手"。

CKD 的常见病因有哪些？

CKD 的常见病因包括：各种原发性肾小球肾炎、继发性肾小球肾炎（如糖尿病肾病、高血压肾小动脉硬化、狼疮性肾炎、紫癜肾、血管炎性肾小球肾炎、乙型肝炎相关性肾炎、肿瘤相关性肾炎、肾淀粉样变等）、遗传性肾脏病、肾小管间质病变（包括慢性肾盂肾炎、梗阻性肾病、高尿酸血症引起的慢性小管间质病变）、缺血性肾脏病等。

哪些人容易患 CKD？

糖尿病、高血压、高尿酸血症、代谢综合征、肥胖、反复尿路感染、泌尿系统结石，或其他原因引起尿路梗阻、使用肾毒性药物（如经常服用各种非正规保健品、滥用中草药或止痛药等）、有遗传性肾脏病家族史、合并肝炎或自身免疫病等疾病的患者都是 CKD 的高危人群，需要定期筛查，早期发现、诊断，及时治疗，控制 CKD 进展。

❓ CKD 有哪些症状？

腰酸、腰痛并非肾脏疾病的特有表现，许多 CKD 患者早期没有任何症状，仅体检时发现尿检或肾功能异常，因此 CKD 也被称为"隐形的杀手"。部分患者起病时会出现眼睑或下肢水肿、乏力、尿中泡沫增多、尿色异常等。值得注意的是，高血压亦是 CKD 的常见表现，初发高血压尤其是年轻患者需要常规排查有无肾脏疾病。

随着肾功能进一步恶化，患者可出现夜间尿量增多、恶心、呕吐、消化道出血、血压升高、贫血、骨痛、皮肤瘙痒、胸闷等症状，容易被误诊为其他系统疾病，此时实验室检查可发现贫血、血清肌酐水平增高等。当患者病情进一步恶化，发展至终末期肾脏病（ESRD）时，上述各种症状继续加重，可导致少尿、高钾血症、代谢性酸中毒、心力衰竭、肺水肿甚至多脏器功能衰竭。

早期 CKD 患者症状可不明显，因此，每年进行尿常规、肾功能、泌尿系统 B 超检查，是筛查 CKD 的重要方法。对老年人、合并糖尿病、高血压、高尿酸血症等 CKD 高危因素的患者，应提高定期检查的频率，同时每 3 个月加做晨尿尿微量白蛋白 / 肌酐筛查（ACR）。对这类患者，ACR 异常通常早于尿常规中出现尿蛋白，ACR 不仅可以早期筛查肾损伤，也是心血管疾病发生、肾脏病预后乃至死亡的预测因子。此外，如出现眼睑、下肢水肿、泡沫尿、尿量和尿色异常、腰痛等症状，更应及时至肾脏专科做进一步检查。需要注意的是，血肌酐"正常"不等于肾功能正常，血肌酐受年龄、体型、饮食等诸多因素影响，肾功能下降 50% 以上，血肌酐才开始"升高"，判断肾功能是否正常可以根据血肌酐估算 GFR。

❓ CKD 该怎么治？

CKD 的治疗重在早期发现、综合治疗、延缓肾功能恶化进展。针对引起 CKD 的不同病因，应采取对因治疗。同时，要纠正加重 CKD 的因素，如高血压、高血糖、感染、容量不足、肾后梗阻等。此外，还需要合理饮食，防治 CKD 的各种并发症（如贫血、矿物质骨代谢异常、心血管疾病、酸碱平衡紊乱等)。

尿毒症患者肾脏排出水分和代谢废物的能力严重下降，水分和尿毒症毒素潴留会引起其他器官系统也出现损伤，严重时可出现心力衰竭、脑水肿、严重高血钾、酸中毒乃至死亡，应及时开始肾脏替代治疗，减少患者并发症，改善生活质量。常用的方法有血液透析或腹膜透析。血液透析是使用透析机帮助身体排出水分和毒素，一般需要每周3次至医院进行治疗。腹膜透析可以每天在家中进行，利用腹膜的生物学特性，通过腹透液带走代谢废物。对条件合适的患者，还可以安排肾移植登记。

相关阅读

💙 CKD 是指各种原因引起的肾脏结构或功能障碍时间 ≥ 3 个月。

💙 引起 CKD 的病因包括各种原发性肾小球肾炎、继发性肾病、遗传性肾病、肾小管间质病变或缺血性肾脏病等。

💙 早期 CKD 患者可无任何症状，也可有眼睑或下肢水肿、乏力、尿中泡沫增多、尿色异常等。随着肾功能恶化，可以有多种慢性肾脏病并发症症状。

💙 CKD 的治疗重在早期发现、综合治疗、延缓肾功能恶化进展。

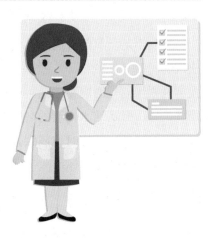

（章倩莹）

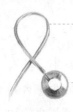

15 急性肾损伤

❓ 什么是急性肾损伤?

急性肾损伤(AKI)是由多种病因引起短时间(数小时至数天)内肾功能突然下降而出现的临床综合征,表现为氮质血症、水电解质和酸碱平衡及全身各系统症状。定义为 48 小时内血清肌酐升高超过 0.3 毫克 / 分升(≥ 26.5 微摩尔 / 升),或发生 / 推测发生于 7 天之内血清肌酐 ≥ 1.5 倍基线值,或至少持续 6 小时尿量 <0.5 毫升(千克 · 小时)。AKI 是对既往急性肾衰竭概念的扩充。

❓ 腹泻会造成肾损伤吗?

肾脏对人体的血流量变化非常敏感。当平时饮食和小便都正常时,肾脏的血流量也是正常的,这时肾脏有充足的血流量滤过人体的代谢废物。当出现呕吐、腹泻等情况时,人体水分大量丢失,就会启动自我调节,减少内脏的血液灌注。当肾脏血流量减少时,代谢废物不能被及时滤出体外,所以出现血肌酐的升高。

❓ 如果出现了肾损伤,就会发展为尿毒症吗?

当然不是。肌酐升高只是代表人体的代谢废物没能及时排出体外,并不能说明肾脏"坏掉"了。这时如果及时补充水分,肾脏的血流量恢复正常,人体内累积的代谢废物还是可以很顺畅地滤出体外,肾功能的指标也会逐渐恢复正常。但是缺水持续的时间过长,将导致肾脏中负责重吸收的部位——肾小管的坏死,若这时致病因素仍然得不到纠正,会出现肾脏结构的进一步改变,肾脏可能会"坏掉"。

❓ 肾脏血流量正常,就不会患 AKI 吗?

也不是。影响肾脏功能的因素有很多,不仅指血流量。AKI 的危险因素从结构上来分类，包括肾前性、肾性和肾后性。

- 肾前性：是肾脏灌注不足所导致的肾小球滤过功能下降，如各种原因所致的大量失血（如外伤、手术中失血等），多种原因和途径的液体大量丢失（如呕吐、腹泻所致胃肠道失水，多尿肾性失水、皮肤性失水等），均可造成血容量不足。此时流向肾的血液减少，致肾缺血，容易诱发 AKI。
- 肾性：原因包括以下几类。
- 肾血管疾病：动脉粥样硬化、主动脉夹层瘤、肾动脉血栓、肾静脉血栓等。
- 肾小球和肾微血管疾病：急性肾小球肾炎、新月体肾炎、IgA 肾病、系统性血管炎、DIC、恶性高血压、高钙血症等。
- 急性间质性肾炎：抗生素、免疫抑制剂、非甾体抗炎药、利尿剂等药物，以及感染、肿瘤细胞浸润等。
- 急性肾小管坏死：肾缺血、外源性毒素（抗生素、化疗药物、造影剂、非甾体抗炎药等）、内源性毒素（肌红蛋白、血红蛋白、尿酸、免疫球蛋白轻链等），这些情况主要是致病因素对肾脏的结构造成了损伤，导致肾功能急剧下降。
- 肾后性：主要是尿路梗阻所引起的。

只要出现上述情况，都会导致 AKI 吗？

也不是。每个人抵御外界损伤的能力是不同的。通常，老年人和婴幼儿、外科手术后患者（尤其是接受心脏手术或外科大手术者）、糖尿病患者、长期高血压控制不良者、慢性心功能不全者，以及已经存在 CKD 的患者等，都属于 AKI 的高危人群。

如何预防 AKI？

- 避免脱水：如呕吐、腹泻、大量出汗、失血等血容量丢失的因素。
- 避免肾毒性药物的使用：如部分抗生素、解热镇痛药、利尿剂、造影剂、麻醉剂、中药等。务必注意不要自行服药，如生病需要用药时，应遵医嘱用药。
- 要注意避免感染：包括病毒性感染和细菌性感染等。病毒性感染如乙型肝炎病毒、禽流感病毒的感染等，细菌性感染如大家熟知的引起重症感染性休克、败血症等的革兰阴性杆菌的感染、溶血型链球菌感染等，均易引起AKI。因此免疫力低下的人群尤其要注意卫生，远离病毒和细菌的侵袭，防止 AKI 的发生。

　○ **注意预防慢性病所致的肾功能损伤**：很多慢性疾病容易并发肾损害，如糖尿病、高血压、肾血管性疾病、肝脏疾病等。

　○ **高龄也是对肾脏功能的重大威胁**：随着年龄的增长，老年人的肾脏结构发生变化，功能就会逐渐降低。加之，许多老年人常患有糖尿病、高血压、动脉粥样硬化等疾病，这些病变时常引起肾脏的慢性损害，而患者不易察觉。因此，老年人更应该重视自己的肾脏健康。

❓ 如何判断是否患 AKI？

如果自己属于上文中所列出的高危人群，日常需要关注自己的肾脏健康。在遇到上文中所述的致病因素，如大量脱水、重度感染、肾毒性抗生素的使用、解热镇痛药的长期应用等因素时，要监测肾功能的变化。如果出现尿量减少、食欲减退、恶心、呕吐、乏力、不明原因的干咳、胸闷、呼吸困难、心慌气促、精神欠佳、意识障碍、胃出血、血压短期内升高或降低等情况时，请立即就医。

❓ 如果出现了 AKI，应如何处理？

如果确诊 AKI 或怀疑 AKI，不要犹豫，请立即就医。

相关阅读

15 急性肾损伤 /44

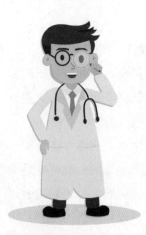

💙 综上所述，每个人都应该关注自己的肾脏健康，正确处理这些潜伏在身边的危险因素，可起到有效的预防作用，从而减少 AKI 的发生并降低其危害性。

（邹彦芳　余　晨）

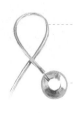

16 尿路感染

❓ 什么是尿路感染?

泌尿系统由肾脏、输尿管、膀胱、尿道、前列腺(男性)组成。泌尿系统中的任何一个部位感染,都可称为尿路感染。医学上通常将发生于"输尿管膀胱入口"以上的感染称为"上尿路感染";发生于"输尿管膀胱入口"以下的感染称为"下尿路感染"。"膀胱炎""尿道炎"就属于"下尿路感染";"肾盂肾炎"则属于"上尿路感染"。

❓ 哪些情况会引起尿路感染?

尿路感染多由细菌感染所致,但是真菌、支原体、衣原体感染也并不少见。大肠埃希菌是尿路感染最常见的病原菌。

尿路感染是常见病和多发病,女性发病率明显高于男性,每个女性一生中平均患有症状性尿路感染 1~3 次,男性则在 50 岁以后由于前列腺增生高发此病。女性尿路感染容易反复发作的原因包括:女性尿道宽、短、直;尿道口与阴道和肛门邻近,易受细菌侵袭;女性在月经周期时抵抗力下降;性生活不注意卫生习惯。此外,绝经期女性局部抵抗力下降、雌激素水平降低、阴道和尿道黏膜上皮变薄,这些也是老年女性尿路感染易反复发作的重要原因。

老年人、糖尿病患者、妊娠人群因全身抵抗力下降,均是尿路感染易发人群。尿道畸形、尿道末端狭窄、逼尿肌收缩力减弱、男性前列腺增生、前列腺炎、包皮过长、尿路结石、泌尿系肿瘤等,易导致尿流不畅而发生尿路感染,而尿器器械检查、性交及导尿也常是其诱因。败血症或邻近器官发生炎症时,也可通过血流或直接蔓延而导致泌尿系感染。

❓ 尿路感染有哪些症状?

尿路感染的症状取决于感染的部位和感染的病原体种类。急性下尿路感染多以"膀胱刺激征"(尿频、尿急、尿痛)、下腹部隐痛、肉眼血尿、低热为主要表现。上尿路感染除膀胱刺激症状外，多以腰痛、肾区叩击痛、发热、恶心、呕吐、胃口减退、乏力等为主要表现。

❓ 如何诊断尿路感染？

除上述症状外，尿路感染的确诊需要结合相应的检查。常见的提示尿路感染的指标包括：尿常规中白细胞增多；尿涂片见到细菌或真菌；尿培养致病菌阳性；血常规中白细胞或中性粒细胞增多。有的人尿路感染反复发作，苦不堪言，对于这样的尿路感染，多需进一步行泌尿系 CT 或 B 超等检查，以排除解剖学的异常，如结石、梗阻、反流、畸形等。

❓ 尿路感染如何治疗？

急性尿路感染以抗生素抗菌疗法为首选方法，首先按常见病原菌给予敏

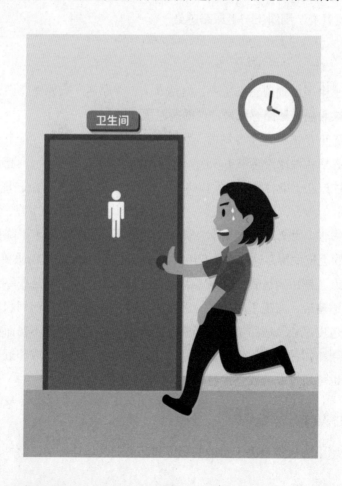

得了肾脏病怎么吃

感抗生素。常用的抗生素有喹诺酮类药物或磺胺甲恶唑（SMZ），同时应大量饮水以冲刷尿道，减少细胞的繁殖。注意治疗周期内应连续用药，不能中断治疗。急性肾盂肾炎治疗周期为 2~4 周，急性膀胱炎周期为 3 天疗法（即抗生素连服 3 天）。治疗前需行尿液细菌培养，然后根据药敏试验结果及时调整用药方案。同时消除诱发因素，如存在尿路畸形或功能异常者，应予以矫正或做相应处理。

如何预防尿路感染？

○ 起居规律：积极锻炼身体，增强体质，预防感冒，避免熬夜、劳累。

○ 饮食习惯：平时应清淡食物，多吃新鲜蔬菜。每天饮水量宜大于 2 000 毫升，以保证充足尿量。尿量增加可起到冲洗尿道的作用，促进细菌及毒素的排出。

○ 卫生习惯：女性应注意保持外阴清洁，清洗水以温水为好，不要随意使用各种洗液，以免破坏外阴的天然防御功能。穿着宽松棉质的内裤，避免合成纤维制品，少穿紧身衣裤。月经期、妊娠期和产褥期的卫生更为重要。洗澡时尽量用淋浴，避免盆浴。性生活前双方均应清洗外阴，结束后排一次尿。

○ 忌憋尿：在感到尿意时及时将尿液排出，每次排尿尽量排净尿液，保持大便通畅。

○ 其他：尿路感染期及治愈后 1 周内，避免性生活。

与尿路感染症状相似的疾病有哪些？

○ 尿道综合征：由于尿道外口与阴道口过近，常会出现类似尿路感染症状，这类症状在性生活后会更明显，可以通过手术或尿道扩张来处置，但是对未生育的女性并不主张手术治疗。

○ 膀胱过度活动症：主要临床表现是尿频、尿急，中年女性更为常见。其病因很多，可采用托特罗定等药物和膀胱训练治疗。

○ 盆腔淤血综合征：这主要与妇科疾病有关，部分与盆腔炎有关。患者多表现为下腹部胀痛，可伴有尿路刺激症状，以扩张血管治疗为主。

○ 心理性的尿道综合征：患者自觉反复出现尿道症状，但是找不到原因，可能与心理状态有关。

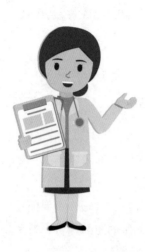

💙 尿路感染不少见，细菌感染最常见。

💙 发病女性多于男，免疫下降也出现。

💙 尿频尿急又尿痛，血尿发热胃纳差。

💙 尿常规来中段尿，排查原因很关键。

💙 针对病菌抗感染，保持生活好习惯。

（牛建英　李红梅）

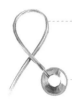

17 肾血管疾病

❓ 什么是肾动脉狭窄？

正常人有两个肾脏，分别由左肾动脉或右肾动脉供血，肾脏的血流非常丰富，心脏输出的血液经过肾动脉运输达肾脏，正常的血流量对保障肾功能的运行至关重要。肾脏与血压有着非常密切的关系，两者互为因果，且80%以上的慢性肾脏病患者都有高血压。

肾动脉狭窄是指肾动脉的主干或主要分支的管腔发生部分阻塞，除了动脉粥样硬化斑块以外，大动脉炎和动脉纤维肌性发育不全也可以引起肾动脉狭窄，刘女士患的疾病正是动脉粥样硬化性肾动脉狭窄。很多人对这个病不太熟悉，事实上肾动脉狭窄的发生率并不低，在老年人、糖尿病、冠心病、高血脂和吸烟患者中的发生率更高。肾动脉狭窄可引起高血压（新出现的高血压，或原来的高血压进行性加重）、肾功能减退、反复发作的急性肺水肿、蛋白尿和肾萎缩等临床表现，但许多患者无任何症状。更为重要的是，肾动脉狭窄还是引起或加重肾功能衰竭的常见原因。由于肾动脉狭窄引起的肾功能减退经过纠正狭窄后可能可以逆转，因此，早期发现和选择恰当的治疗方式就十分重要。

如何诊断肾动脉狭窄？

肾动脉狭窄一般发病隐袭，在高血压症状不突出或老年人群中易被漏诊。一些临床线索可提示存在本病，主要包括：①高血压发生年龄大于50岁或小于30岁。②严重的高血压，或需3种或3种以上的降压药仍不能很好控制的高血压。③以前稳定的高血压突然恶化。④高血压合并肾功能衰竭，或降压治疗后出现肾功能恶化，或老年人出现不易解释的肾功能减退。⑤腹部可以听到血管杂音。⑥B超等检查发现双肾大小明显不对称。⑦伴发其他血管狭窄，如冠心病、颈动脉狭窄或下肢动脉狭窄等。

肾动脉狭窄的确诊有赖于影像学检查，如彩色多普勒超声检查、同位素检查、磁共振和 CT，但并非以上检查正常的人就一定没有肾动脉狭窄，这与仪器的灵敏度和检查医生的经验等都有密切关系。最终确诊要借助肾动脉造影，但该检查需用造影剂，而造影剂可能会对少数患者的肾功能产生不良影响，特别是老年人及肾脏病患者更应特别注意。现在有些医院可以开展不使用造影剂的肾动脉磁共振检查，也可以较为清楚地反映肾动脉情况，对于担心造影剂损伤肾脏的患者是不错的选择。

如何治疗肾动脉狭窄？

对所有肾动脉狭窄的患者，都应该纠正可能引起动脉狭窄的致病因素，如戒烟、用药物控制血压、血糖、血脂和尿酸等，并酌情给予抗血小板药物和他汀类药物。对于某些肾动脉狭窄患者，可采用介入治疗来纠正肾动脉狭窄，不少患者在采用支架纠正血管狭窄后，血压显著下降，原有肾功能减退的患者，不少人在手术后肾功能也得到改善，甚至完全恢复正常。但并非所有的患者都适合做介入治疗，也不是所有的患者通过介入治疗都能取得很好的效果，病例选择适当可明显提高手术的成功率。值得注意的是，许多肾动脉狭窄患者都有高血压，这些患者在选择降压药时要相对小心，因为有些种类的降压药不宜应用，否则可导致肾功能急剧减退，需要在医生指导下谨慎选择降压药种类和剂量。

❓ 什么是良性小动脉性肾硬化？

良性小动脉性肾硬化是长期高血压或年老所引起的肾脏小动脉硬化，其结果是肾脏缺血性改变，逐渐出现肾小球和肾小管功能受损。肾小动脉硬化症是属于全身性血管病变的一部分，高血压和动脉粥样硬化是促进肾小动脉发生硬化的主要因素。

如何诊断良性小动脉性肾硬化？

高血压常常无任何临床表现，很多人是在偶然的体检中才发现。高血压引起肾脏损害的早期临床表现为夜尿增多。在此之前，常规的血液和尿液检查往往都是正常的，但应用比较敏感的检查手段可以发现尿液异常，其中最主要的是尿微量白蛋白排出量增加。一旦高血压患者出现尿微量白蛋白排出增加，就要更加重视高血压的治疗，因为这意味着随后不久可能就会出现肾、心、脑等脏器的明显损害。随高血压肾病的进展，患者在尿液常规检查中就可以发现蛋白尿，但程度一般较轻，多为（+）~（++），24小时尿蛋白定量一般不超过2克，少数患者有大量蛋白尿。尿沉渣显微镜检查多无或仅有少量的红细胞，肾脏B超等影像学检查多无异常，此时患者常同时出现高血压引起的其他器官损害的表现，如左心室肥厚、心肌缺血和脑血管意外等，还可引起视网膜动脉硬化。视网膜动脉硬化程度一般与肾小动脉硬化程度平行，故高血压患者眼底检查非常重要。

因此，有以下情况要高度怀疑良性小动脉肾硬化：①有高血压病史数年。②夜尿次数增多（超过2次/晚）。③尿常规检查可有轻度至中度蛋白尿，尿微量白蛋白排泄增加，24小时尿蛋白定量多小于2克。④尿沉渣检查可见镜下血尿和管型，少见肉眼血尿。⑤尿NAG酶和β_2微球蛋白排出增加。⑥肾功能检查可有不同程度肾功能损害。⑦心电图、B超或CT有心室壁肥厚或左心室扩大等冠心病或高血压心脏病改变。⑧眼底检查可见眼底动脉硬化表现。⑨排除了原发性和继发性肾小球疾病。

如何治疗良性小动脉性肾硬化？

对于原发性高血压患者，严格控制血压到正常或接近正常（一般要求控制在130/80 mmHg以下），可以预防、稳定甚至逆转肾损害，亦可避免发生心、脑、血管系统并发症。但遗憾的是，虽然高血压的发病率如此之高，但仅有不到1/3的高血压患者知道自己有高血压，仅25%的高血压患者在接受治疗，而高血压患者中，血压得到良好控制的仅为6%。许多高血压患者不做肾功能检查（如尿液常规、尿微量白蛋白、血肌酐、肾脏B超等），等到出现慢性肾功能衰竭甚至尿毒症时，已失去了最佳治疗时机。

因此，高血压患者一定要定期做肾功能检查，有肾脏病也一定要查血压，对高血压和肾脏病引起足够的重视；第二，良好血压控制是治疗良性高血压肾损害的基础；第三，积极治疗高血糖、高血脂及高尿酸等可能导致肾损害的危险因素；第四，出现肾功能不全未达到透析指征者，主要是去除肾损害加重因素、控制血压以延缓肾功能损害进展速度，同时可使用优质低蛋白质饮食和促进胃肠道毒素排泄及对症支持治疗。如患者病情进展，有肾脏替代治疗指征，可采用腹膜透析、血液透析或肾移植。

由此可见，无论是原发性高血压，还是继发性高血压，是否合并肾脏疾病，都要积极控制全身血压，同时保护肾脏，降低肾小球内高压力、高灌注和高滤过，对于防止发生肾脏损害、延缓肾脏病的进展都有非常重要的意义。

肾动脉狭窄很隐匿，常由一些临床线索提示本病。诊断主要依赖影像学检查，如彩色多普勒超声检查、同位素检查、磁共振和 CT。诊断明确后一部分患者依赖药物治疗，一部分患者可采用介入治疗。

长期高血压可引起良性小动脉性肾硬化，病理主要是肾脏的缺血性改变，也会逐渐出现肾小球和肾功能损害。常以夜尿增多为主要临床表现，逐渐出现尿常规异常。良好地控制血压、规律随访肾功能、延缓肾损害进展是随访的重点。

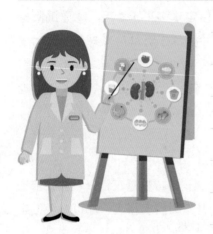

（肖　婧　叶志斌）

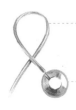

18 单纯性肾囊肿

近年来，随着各种影像学检查的普及，肾囊肿的患者越来越多。不少患者手执检查报告追问医生，"肾囊肿是怎么回事？""我的肾脏有囊肿，需要治疗吗？""我该如何治疗？"为解答这些问题，让我们先简单了解一下肾囊肿。

❓ 什么是肾囊肿？

肾囊肿是指肾脏出现单个或多个囊肿，内含液体或半固体碎片的囊肿性疾病，类似于肾脏上的一个"水疱"。根据是否与遗传有关，可分为非遗传性和遗传性两类。前者常见为单纯性肾囊肿，下面主要介绍的就是单纯性肾囊肿；后者以常染色体显性多囊肾病最为常见，将在后续内容具体介绍。

通常所说的肾囊肿就是指单纯性肾囊肿。50 岁以上人群约半数有一个或多个肾囊肿，常在体检时偶然发现。肾囊肿多发生于单侧，也可为双侧，呈球形，一般囊肿直径小于 1 厘米，也可有 3~4 厘米，个别可达 10 厘米以上。

❓ 肾囊肿的发病机制是什么？

单纯性肾囊肿病因尚不清楚，与骨质增生等疾病一样，是一种与年龄有关的退行性疾病，只是它发生在肾脏。肾囊肿可能为肾脏缺血所致。近年来，也有学者认为是由于已存在的肾小管憩室转变而来。囊肿内液体呈澄清淡黄色，囊肿壁薄而透明，在多次感染后也可增厚、纤维化甚至钙化。

❓ 肾囊肿有哪些症状？

绝大多数患者并无症状，仅在行 B 超或 CT 检查时偶然发现。少部分患者可扪及腹部包块，出现血尿和微量白蛋白尿等，也可伴有高血压、红细胞增多症及尿路感染等临床表现。囊肿较大时可有腰腹部疼痛，极少数患者囊肿可压迫肠道或胆道造成梗阻。一旦出现感染，可有腰痛、脓尿、发热等临床表现。

❓ 肾囊肿需要治疗吗？

单纯性肾囊肿生长缓慢，对于一般情况良好，没有特殊不适症状的患者，一般无需特殊治疗，但应定期复查。囊肿直径 >5 厘米和（或）有症状时需治疗，治疗方法包括以下几种。

○ **在 B 超引导下囊肿穿刺引流**：先用 B 超确定囊肿的大小、位置、深度及穿刺的方向，然后在 B 超引导下将特殊的穿刺针插入囊肿，抽出囊液后再往囊肿中注入一定量的硬化剂（如无水酒精或聚桂醇等），冲洗囊腔，最后保留一部分硬化剂在囊肿腔内。这样做可以把囊壁破坏掉，使其不再产生囊液，还可以使其形成粘连，以达到预防囊肿复发的目的。经过这样的治疗，囊肿能缩小甚至消失。

○ **应用腹腔镜进行囊肿去顶减压**：在腹壁做 3 个小切口，应用腹腔镜及相关的器械切除一部分囊肿的壁，以引流囊壁所产生的囊液。虽然手术创伤较小，但仍需全身麻醉。目前由于 B 超引导下穿刺技术的成熟，这种手术方法已逐渐减少。

○ **开放手术**：对于反复感染、并发严重结石或严重血尿及有恶变时，可考虑行囊肿或肾切除术。

💙 发现囊肿不惊慌，影像检查给诊断。

💙 单纯囊肿很常见，定期随访不紧张。

💙 囊肿小时常随访，有并发症要治疗。

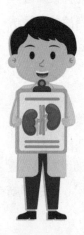

（汤晓静　郁胜强）

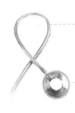

19 多囊肾病

多囊肾病是人类最常见的遗传性肾脏病之一，主要以常染色体显性多囊肾病为主，人群发病率为 1/1 000~1/400。该病特点是双肾出现多个大小不等的液性囊泡，随年龄增长进行性增多、增大，常并发出血、感染、肾结石等，最终破坏正常肾脏结构和功能。60 岁时 50% 患者进入尿毒症，需要透析治疗或肾移植，给患者个人、家庭和社会带来沉重的精神及经济负担。

此外，多囊肾病常常伴发其他脏器的病变，如多囊肝、心脏瓣膜疾病、颅内动脉瘤等其他疾病，是一类严重危害人类健康的疾病。

❓ 多囊肾病会遗传吗？

多囊肾病是一种常染色体显性遗传的疾病，这种遗传模式如果父母一方患病，其下一代子女有 50% 的概率会遗传该病，并且呈代代发病。多囊肾病作为最常见的单基因遗传性肾病，我国约有 150 万患者，其中约 75% 新发的病例均有明确家族遗传史。没有多囊肾病家族遗传病史或无家族成员罹患者，发生多囊肾的概率较低。研究表明，非遗传性的、由于基因发生自发性突变引起多囊肾病者，仅占所有患者的 5% 左右。

❓ 多囊肾病有哪些典型症状？

多囊肾病早期常无任何症状，仅于体检或因其他疾患就诊行相关影像学检查时偶然发现。随着病程进展，囊肿逐渐增长，患者腹围开始增大，可在腹部摸到增大的肾脏，表面凹凸不平，可随呼吸移动。囊肿压迫邻近血管，可引起顽固性高血压。囊肿出血、感染、肾结石是多囊肾病最常见的并发症，患者常有腰腹痛甚至肾绞痛、血尿、发热、夜尿增多等不适症状。迅速生长的囊肿最终可破坏正常肾脏结构和功能，50% 患者发展为尿毒症。多囊肾病患者若出现面色晦暗、皮肤瘙痒、腰酸乏力、尿量减少、水肿、持续贫血、肢端麻木无力、恶心、呕吐、呼吸急促等症状时，需要警惕发生尿毒症的可能，应当积极至医院就诊治疗。

❓ 如何诊断并监测多囊肾病病情？

多囊肾病起病往往较隐匿，早期很难发现，部分患者发生血尿、尿路感染或腰部疼痛至医院检查后才被确诊。由于多囊肾病发病年龄不一、疾病进展速度各异，具有家族史的家族成员属于高危人群，应定期至医院体检。

○ **简单的尿常规、肾功能检查**：可帮助我们初步判断肾脏的功能状态，而影像学检查对于多囊肾病的诊断尤为重要。

○ **超声检查**：敏感性高、无创伤、经济简便，是首选的筛查方法。

○ **CT 检查**：精确度高，可检测出 0.3~0.5 厘米的囊肿，亦可对囊内出血感染等提供有价值的信息，但由于检查费用高、具有一定辐射等原因，CT检查的应用受到一定限制。

○ **磁共振检查**：具有与 CT 同样的精确度，软组织分辨率佳，且没有辐射危害，患者无任何痛苦，能测出肾脏和囊肿的体积。半年至一年，重复做一次磁共振检查，通过前后对比能够准确地测定出囊肿生长的速度，是目前国际上公认、安全、准确监测肾囊肿进展的检查手段。

○ **基因诊断**：对于影像学检查无法确诊的多囊肾病患者，基因诊断是一个非常重要的手段。此外，基因诊断技术也可以应用在胚胎移植前基因诊断，使得多囊肾病家庭得到无多囊肾病基因的健康宝宝成为可能。

❓ 多囊肾病如何治疗？

在国外已有托伐普坦用于快速进展型多囊肾病的治疗，目前在国内尚缺乏特效药，治疗以积极控制并发症、延缓疾病进展为原则。保守治疗无效的患者在医生仔细评估后可慎重考虑穿刺抽液或手术治疗。

一般建议多囊肾病患者低盐饮食、多饮水，早期无需特意限制体力活动，但需注意休息。囊肿较大时应避免剧烈的体力活动或腹部受创。注意调整血压、血脂水平，及时防治泌尿系及囊肿感染，及早控制囊肿出血。女性多囊肾病尤其伴有多囊肝患者，应避免多次怀孕，避免或尽量减少雌激素类药物的使用。

♋ 多囊肾病会遗传，常常累及多器官。

♋ 早期影像可发现，晚期器官多病变。

♋ 部分发展尿毒症，经常随访不间断。

♋ 基因检查可筛查，低盐饮水很关键。

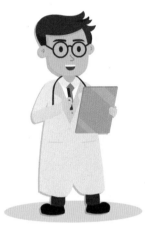

（汤晓静　郁胜强）

肾脏病的饮食和营养干预

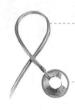

20 肾脏病的饮食和营养干预

肾脏是维持机体内环境相对稳定的最重要器官之一，主要有排泄废物、调节酸碱平衡、维持人体容量稳态、分泌身体所需重要激素等功能，对调节血压、造血及维护骨骼系统功能有重要作用。而"民以食为天"，人类的健康和疾病与饮食之间存在密切的关系。良好的饮食习惯可以满足人体的营养需要，维持人体正常生活；不良的饮食习惯（营养过剩或营养不良）会影响正常人体的功能，导致疾病的发生。在肾脏病治疗中，不恰当的饮食会加重肾脏疾病或导致肾脏病各种并发症的出现；良好的营养干预则对肾脏病治疗起到超乎预想的作用，甚至和药物的作用不相上下。"怎么吃"是肾脏疾病治疗中的重要环节。

❓ 肾脏病治疗中需要严格控制饮食吗？

《中国居民膳食指南》提出的膳食平衡理念，是肾脏疾病中饮食及营养干预的大前提。所谓的平衡膳食是指食物构成要多样化，各种营养素要品种齐全，包括供能食物，即蛋白质、脂肪及碳水化合物；非供能食物，即维生素、矿物质、微量元素及纤维素等。粗细混食，荤素混食，合理搭配，从而能供给人体必需的热量和各种营养素，是保持人体健康的基石。《黄帝内经》指出：五谷为养，五畜为宜，五菜为充，气味合而服之，以补精益气，即不可暴饮暴食，避免五味偏嗜。营养素之间比例应适当，如蛋白质、脂肪、碳水化合物最佳的供热比为 1:2.5:4。早餐占 30% 左右，午餐占 40% 左右，晚餐占 25% 左右，餐中点心占 5%~10%。

肾脏病患者需要严格的低盐、低优质蛋白质饮食，其实不然。在膳食平衡前提下，肾脏病治疗中饮食方案需要根据肾脏病轻重缓急、肾功能不全的严重程度，以及是否存在合并症而实行个体化定制，不能一概而论。某些肾脏病患者，一味地追求严苛而不合理的饮食控制，自以为对肾脏病治疗有利，反而会造成营养不良，不利于肾脏病的治疗，严重者可能加重肾脏病或导致某些并发症的发生。当然若饮食不节制，只根据自我喜好进食，不做恰当的营养干预，对肾脏病的治疗也是非常不利的。

优质蛋白质饮食又称高生物价蛋白，含有 8 种必需氨基酸含量比较高、接近人体蛋白质的氨基酸，容易被人体吸收利用，合成人体蛋白质的利用率高，产生代谢废物少。动物性食品中，如鸡蛋、牛奶、牛肉、鸡肉、鸭肉、鱼肉、瘦肉等为优质蛋白质；植物性食品中，如大豆中的蛋白质为优质蛋白质。而米、面、水果、蔬菜中的植物蛋白，含必需氨基酸较少，称非优质蛋白质。综合安全性和消化吸收等因素考虑，正常成人按 0.8 克 /（千克·天）摄入蛋白质为宜，优质蛋白质应占膳食蛋白质总量的 30%~50%。肾脏病患者，需根据不同的疾病状态，决定是否需要低优质蛋白质饮食。

正常成年人每天需摄入钠盐 5~6 克；若患者存在水肿、心功能衰竭或血压升高，则需控制盐分摄入量，每天摄入钠盐约 3 克即可。当然钠盐是人体不可缺少的成分，在维持机体正常工作中起重要作用，如一味严格限盐饮食或无盐饮食是不理智的，会引起食欲不振、疲乏无力、精神萎靡，严重时会发生血压下降，甚至引起昏迷而危及生命。部分肾功能不全患者选择所谓的"低钠盐"（钾盐）更不可取，有导致高钾血症的危险。

❓ 慢性肾炎是否需要控制饮食？

慢性肾炎以蛋白尿（尿蛋白定量 1~3 克 / 天）、血尿为主要表现。无肾功能损害或肾功能损害较轻（早期慢性肾脏病 1~2 期）的慢性肾小球肾炎患者，一般不需要控制饮食，即正常健康的饮食即可。若合并高血压，需适当低盐（根据血压控制情况）。若慢性肾小球肾炎合并妊娠患者，考虑胎儿营养发育，建议增加优质蛋白质的摄入。

若慢性肾小球肾炎已至慢性肾功能不全（慢性肾脏病 3~5 期）时，建议低蛋白质饮食［0.6 克 /（千克·天）］。推荐体重 70 千克的患者每天蛋白质的摄入量为 40 克左右。因为在肾功能不全时，肾脏排泄蛋白质分解代谢的废物（如尿素、肌酐、胍类等）能力大大减退。摄入过多的蛋白质，会加重肾小球的工作负担，同时蛋白质的代谢产物会在身体内积蓄，从而进一步加重患者的病情。低蛋白质饮食可减少蛋白质分解代谢物的生成，减轻肾小球的工作压力，从而保护肾功能及减少蛋白尿，延缓肾小球的硬化和肾功能不全的进展。低蛋白质饮食可以减少氮质代谢产物蓄积，减轻尿毒症症状和代谢及内分泌紊乱（如代谢性酸中毒、继发性甲状旁腺功能亢进等），减少慢性肾功能不全并发症的发生。故低蛋白质饮食已广泛应用于慢性肾功能不全的治疗。

低蛋白质饮食应选用含必需氨基酸多的优质动物蛋白（1/2~2/3 优质蛋白质），如鸡蛋、牛奶、瘦肉、鱼等。有些患者误以为低蛋白质饮食是只能进食蔬菜，完全禁食鱼、肉、蛋等，这是很大的误区。植物蛋白在体内生物利用度较低，分解代谢物反而较易加重尿毒物质堆积而造成内环境紊乱。也不推荐极低蛋白质饮食 [<0.3 克/（千克·天）]，极低蛋白质饮食可能会引起严重营养不良，造成低蛋白血症、容易发生感染等，反而会加重病情。同时应用低优质蛋白质配合选用含蛋白质尽可能低的食物（如麦淀粉、米饭）作为热量的主要来源，满足充足的热量，避免营养不良的发生。

结合我国国情，普通主食中植物蛋白含量较高，在控制蛋白质总量、保证足够热量的前提下，难以保证足够优质蛋白质的摄入，临床上多辅以含 α-酮酸的药物，以保持人体必需氨基酸的补给。α-酮酸是氨基酸的前体，在体内可结合氨转变为相应的氨基酸。已有研究表明复方 α-酮酸可使尿素氮生成减少；蛋白质代谢产物减少；代谢性酸中毒改善；延缓肾功能恶化，但需注意避免高钙血症的发生。

❓ 慢性肾衰竭患者如何饮食？

对于非透析慢性肾衰竭患者，需保证足够热量；需低优质蛋白质饮食，建议联合复方 α-酮酸制剂；需根据尿量调整入水量（若尿量正常，1 500~2 000 毫升/天，无水肿患者，无需调整）。若患者存在高血钾、高血磷的慢性肾衰竭并发症时，需减少高钾食物的摄入（如香蕉、橙子、橘子、柠檬、土豆、辣椒、苋菜、菠菜、蘑菇、紫菜等），需减少高磷摄入（低蛋白质饮食，减少食物添加剂，避免食用动物内脏、鸡蛋黄、虾米等，可通过水煮弃水食之，减少食物中的磷）。适当补充水溶性维生素。通过恰当的饮食，可延缓肾脏病进展及减少电解质紊乱等并发症，还可减少药物的使用。

对于透析患者，因透析治疗后代谢毒素被部分清除，病情改善，同时每次透析可造成机体一定的蛋白质丢失及失血，无需非常严格的低蛋白质饮食，反而饮食总热量及优质蛋白质需适当增加 [蛋白质 1~1.2 克/（千克·天）]。透析治疗后，虽水分可被有效清除，但仍需注意控制饮水量，不能暴饮暴食，进食和进水量需根据体重变化情况调整，避免体重增长过多（两次血液透析之间增长体重不超过 3%~5%）。透析患者同样需要注意有无高血钾和高血磷问题。

💙 健康饮食和营养干预在肾脏疾病中有举足轻重的作用。肾脏病患者"怎么吃"，需要每位肾脏病患者好好学习。

💙 在健康平衡饮食大前提下，需要根据肾脏疾病不同病种及分期，实行不同的饮食方案。

💙 科学的营养干预，可减少肾脏病患者药物的使用，延缓肾脏疾病，减少各类并发症的发生。

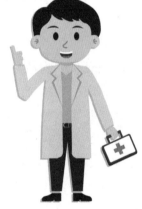

（王伟铭）

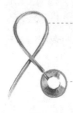

21 慢性肾脏病患者怎么吃

营养治疗是慢性肾脏病一体化治疗方案中非常重要的环节，积极有效的营养治疗可以减轻氮质血症、纠正各种代谢紊乱，减少并发症，减轻继发性甲状旁腺功能亢进，使患者保持良好的营养状况，从而缓解尿毒症症状。营养治疗还可以通过减轻肾小球滤过、肾组织钙磷沉积，降低肾小管高代谢，降低血压、血糖、血脂等，从而保护残存肾功能、延缓肾脏病进展，延迟开始透析治疗的时间，使患者的生活质量得到改善，生存期得以延长。

❓ 慢性肾脏病患者具体怎么吃？

俗话说"病从口入"，这不单是指饮食要卫生，更多的是提醒我们要"因人而食，因病而食"，即每个人的病情不同，营养治疗方案就不同，饮食要求也不同。对于肾脏病患者来说，也是这个道理。

◦ 选择低蛋白质饮食：在肾功能正常时，肾脏病患者每天摄入蛋白质的总量为 0.8~1.0 克 /（千克·天）（肾脏病蛋白尿 >3.5 克 / 天，患者每天尿中多丢失 1 克蛋白质，需额外增加 1 克蛋白质摄入，增加部分总量 <5 克 / 天）。但在肾功能减退时，蛋白质过多摄入使含氮物质（代谢废物）增多，进而加重肾脏的清除负担。此时，肾脏病患者每天摄入的蛋白质总量要受到严格限制（即低蛋白质饮食），为 0.6~0.8 克 /（千克·天）（根据肾功能降低水平不同，蛋白质总量受限程度不同）。

早期的大型研究——MDRD 研究结果显示，肾功能不全患者每天蛋白质总量摄入减少 0.2 克 / 千克，其肾功能下降速度将减慢 29%。在低蛋白质饮食时，为了不增加肾脏负担，患者可以选择蛋白质含量少的主食保证人体所需能量，并且以"优质蛋白质"作为饮食中蛋白质摄入的主要部分保证人体所需营养。此外，在低蛋白质饮食中补充复方 α- 酮酸，也能为人体必需氨基酸摄入提供补充。复方 α- 酮酸含有多种构成人体必需氨基酸的酮酸，在人体内能与蛋白质代谢产物（含氮物质）结合生成必需氨基酸，从而发挥生理作用。

○ **选择优质蛋白质饮食**：在肾脏病早期，肾脏滤过功能基本正常时，就需要加强饮食和营养管理，选择优质蛋白质。因为优质蛋白质含有的必需氨基酸配比接近人体所需，蛋白质利用率最高。在摄入蛋白质总量有限制的情况下，肾脏病患者当然需要选择含优质蛋白质的食物作为蛋白质摄入的主要来源。常见的优质蛋白质食物有乳类、鸡蛋、鱼、瘦肉等动物蛋白，而豆类、米面类和土豆根茎类等属于植物性的非优质蛋白质食物，应尽量减少食用。对于普通的米、面及其加工品作为主食提供每天能量的食物，为了减少其中非优质蛋白质的摄入，营养师建议患者用去蛋白质的麦淀粉代替，这在后文中将详细介绍（参考"58 麦淀粉饮食食谱"）。

○ **大豆蛋白是"优"还是"劣"**：需要特别指出，肾脏病患者不能吃豆制品的说法很早就已经被推翻了。大豆家族通称黄豆，包括黄大豆、青大豆和黑大豆，素来有"田中之肉"的美称，在我国食用大豆已有五千年历史。大豆种子（干重）含有约 40% 的蛋白质和 20% 的油。大豆蛋白虽然是一种植物蛋白，但评价蛋白质的好坏与其组成的必需氨基酸种类及比例息息相关。大豆蛋白是目前报道的唯一含有人体所需的 9 种必需氨基酸且含量满足人体需求的一种植物蛋白，是公认的全价蛋白质，其蛋白质评价指标与酪蛋白、鸡蛋蛋白一样达到评估最大值。

我们来直观比较一下大豆蛋白和最常食用的动物蛋白（牛奶、鸡蛋）的一些蛋白质"功效"参数。

大豆蛋白中含有 18 种氨基酸，以谷氨酸含量最高，占蛋白质总量的 17%~20%；必需氨基酸中，亮氨酸和赖氨酸分别占 6%~8%，蛋氨酸和胱氨酸分别占 1.0%~1.5%。牛奶中各种必需氨基酸占蛋白质总量的比例为亮氨酸 8.4%、赖氨酸含量 7.1%、蛋氨酸 2.2%、胱氨酸 1%、异亮氨酸 4%、苯丙氨酸 4%、苏氨酸 3.5%、色氨酸 1.3% 和缬氨酸 4.6%。鸡蛋蛋白各种必需氨基酸占总氨基酸比例为亮氨酸 9.61%、赖氨酸 7.65%、蛋氨酸和胱氨酸 4.23%、苏氨酸 5.13%、缬氨酸 5.7%、异亮氨酸 5.61%、苯丙氨酸和酪氨酸 8.54%。可见，大豆蛋白除蛋氨酸含量略低外，基本接近牛奶和鸡蛋蛋白中必需氨基酸比例，是比较理想的植物蛋白。

从蛋白质吸收率看，乳清蛋白在所有蛋白质中具有最快的吸收率，大豆蛋白具有中等的吸收率。

营养学上用蛋白质的功效比值来衡量蛋白质的净利用率，指平均每摄入

1克蛋白质所增加的体重克数。大豆蛋白的功效比值为2.3，全鸡蛋为3.92，牛奶为3.09，鱼为4.55，牛肉为2.30。

此外，大豆蛋白中的脂质、亚油酸极为丰富，且不含胆固醇，同时含有丰富的卵磷脂，可以清除血液中多余的固醇类，具有降脂作用。大豆蛋白还伴有皂苷，具抗氧化作用。大豆中的植酸有利于控制血磷。豆渣中的膳食纤维可促进肠道蠕动，增加肠道排毒。

黄大豆最常用来做各种豆制品、酿造酱油及提取蛋白质。市场上大豆制品有上百种，通常分为非发酵豆制品和发酵豆制品两种。非发酵豆制品，如豆浆、豆腐、豆腐干、豆腐丝、豆腐皮、香干等；发酵豆制品，如腐乳、豆豉、豆瓣酱等。大豆经过加工，不仅蛋白质含量不减，而且还提高了消化吸收率。下表列举了部分常见大豆制品的蛋白质含量。

表　每100克食物的蛋白质含量

食物名称	蛋白质含量（克）	食物名称	蛋白质含量（克）
黄大豆	35	豆腐干	14.5
黑大豆	36	千张	24.5
青大豆	34.5	豆腐皮	44.6
豆浆	1.8	腐竹	44.6
豆腐脑	1.9	豆腐丝	21.5
内酯豆腐	5	素鸡	16.5
豆腐（老）	12.2	油豆腐	17

当然，进食大豆及其制品也需要注意以下几点。大豆蛋白怕高温，100℃的开水会破坏大豆蛋白结构，会降低营养价值。同时，大豆蛋白含嘌呤较高，高尿酸血症或痛风患者需控制进食量。

由此可见，动物蛋白和植物中的大豆蛋白都属于优质蛋白质。在蛋白质总量摄入不超标的情况下，食用豆浆、豆腐、豆干等代替部分动物蛋白也是可以的，但要根据每人所控制的蛋白质总量及具体情况而定。

◎ 控制入水量：肾功能正常或没有水肿的肾脏病患者无需特别控制入水量。但当肾功能减退或大量蛋白尿出现，患者尿量会明显减少导致水肿，所以许多病友都知道肾脏病患者出现水肿时要少饮水。在这里要提醒大家，人体每天摄入水分除了饮水以外，还包括喝汤、饮料，此外水果及一日三餐中均含有一定量的水分。肾脏病患者每天的入水量是多少？这需要根据每个人的尿量来决定，所谓"量出为入"。正常人每天尿量为 1 000~2 000 毫升，但一部分肾脏病患者的尿量会减少，一般入水量在尿量的基础上增加 500 毫升左右，如果出汗、腹泻或者发热时需要适当增加水的摄入。

◎ 控制盐的摄入：食盐的主要成分是氯化钠，钠吃得多了，体内就会出现水肿或合并高血压。因此肾脏病患者应限制饮食中盐的用量，一般日摄盐量以 3~5 克为宜（一个啤酒瓶盖平平地装满约 4 克盐），如果发生水肿、心力衰竭、高血压等情况，摄盐量不超过 3 克。避免食用腌制类、罐头类、蜜饯类等加工食品，少用酱油、味精、调味酱等调味料。但某些特殊的肾脏病，如失盐性肾病（Gitelman 综合征、Bartter 综合征等）则不能限制甚至要适当增加盐分的摄入，总之对于盐分的摄入也要因人而异、因病而异。

◎ 控制摄入脂肪的种类和总量：脂肪也有好坏之分。"好"的脂肪包括橄榄油、花生油、葵花油等植物脂肪，它不但不会使动脉血管硬化，而且还可降低胆固醇。而动物脂肪如内脏、蛋黄、肉类、全脂奶、油炸食品等属于"坏"的脂肪。所以，每天烹饪油用量控制在 20~25 克，避免动物油的食用。

◎ 低钾饮食：钾是一种矿物质，主要从肾脏排泄出体外。体内血钾过高会引起心脏骤停、肌肉瘫痪等严重后果。对于肾功能不全、尿量减少、特别是反复发生血钾增高的患者，应当避免食用：干果、菌类、含钾高的新鲜蔬果（橘子、香蕉、菠菜、土豆、山药、莴笋等）、葡萄干、豆类（黄豆）等富含钾离子的食物。但对于大多数肾功能正常的病友，肾脏排钾能力正常，则无需限制钾，甚至对于合并低血钾的肾脏病患者，还需增加钾的补充。

◎ 强调低磷饮食：随着肾功能减退，体内钙磷调节受到影响，会出现高磷血症，此时应限制饮食中磷的摄入，一般建议控制在每天 800~1 000 毫克。执行低蛋白质饮食时，磷摄入量随着蛋白质摄入的降低而减少。因此，伴有高磷血症的未透析治疗 CKD 患者，需严格执行低蛋白质饮食，避免食用动物内脏、海鲜、老火汤，以及饮酒等。肾功能及血磷正常时，则无需限制。有些合并低磷血症的肾脏病患者，如 Fanconi 综合征、Dent 病等，则需要增加磷的补充。

◎ 低嘌呤饮食：许多肾脏病患者因肾脏排泄尿酸的功能受损，也饱受着"痛风"的折磨。高嘌呤饮食会诱发痛风发作，应该严格限食海鲜、动物内脏、荤汤等极高嘌呤的食物。荤菜中均含有嘌呤，在食用时可先将食物在水中焯一下再烹饪，弃汤食用。

除了上述几点，尽量避免含糖饮料、饼干、蜜饯、加工肉制品等加工食品。注意不要食用来路不明、成分不明的药物和食物，也不要食用奇特的食物如蛇胆、草鱼胆等，这些都可能引发急性肾损伤。

❓ 慢性肾脏病患者可以补点什么呢？

肾脏病患者由于饮食上有严格控制，同时常伴随多种合并症及炎症状态，往往会存在蛋白质能量消耗状态，也就是通常所说的"营养不良"。蛋白质能量消耗是指各种原因导致的体内蛋白质、能量物质储备下降的状态，引起骨骼肌进行性消耗，患者常表现出运动障碍、肌无力、肌萎缩等相关症状，可影响患者生存质量，增加病死率及其他合并症危险。据统计，有18%~48%的未透析肾脏病患者存在蛋白质能量消耗，而在终末期肾病（透析）患者这一比例可高达75%。

○ 肾脏病患者应定期进行营养评估和饮食咨询，在肾脏专科医生和营养师的指导下进行营养治疗：在适当的优质低蛋白质饮食基础上补充口服氨基酸或酮酸类似物等，可以抑制氨基酸氧化和餐后蛋白质降解，改善肌肉蛋白质转化，减少蛋白质的流失。

○ 保证每日摄入必要而充足的热量：这是长期坚持低蛋白质饮食的保证和前提。热量以复合碳水化合物为主要来源，包括糖类、油类、米面类。为了配合低蛋白质饮食，部分主食可以用麦淀粉来替代。很多患者在就诊时或住院时，营养师会建议用麦淀粉食物替代米面主食。

什么是麦淀粉？麦淀粉是将小麦粉中的蛋白质抽提分离去掉，抽提后小麦粉中蛋白质含量从9.9%降至0.6%以下。用麦淀粉替代主食可以减少饮食中非优质蛋白质的摄入量，一方面可以在限量范围内提高优质蛋白质摄入的比例，另一方面也保证了低蛋白质饮食的情况下摄入充足的能量。此外，一些薯类如土豆、藕粉、红薯、山药、南瓜等中的碳水化合物含量高，而蛋白质含量低，也可作为部分米面主食的替代。

○ 当肾脏病患者合并有贫血时：可能存在造血原料如叶酸、铁、维生素B₁₂等缺乏，适当的维生素、叶酸和铁的补充可以帮助改善贫血。平时吃的肉类（特别是牛肉、羊肉、猪肉）、肝脏等就是富含铁的食物。但碱性食物如黄瓜、胡萝卜、苏打饼干、碳酸饮料等会中和胃酸，不利于铁的吸收。奶类、坚果类等中钙磷含量较高，和铁剂同时服用也会影响铁的吸收。

○ 根据病情需要补充维生素 D：肾脏病患者由于缺少活性维生素 D，会出现缺钙的表现，此时可适当补充活性维生素 D，并食用含钙食品，如奶制品、钙片等。但饮食中补钙要注意限制磷，如炖排骨应将其在清水中煮沸 3 分钟弃去水后加水熬炖，可除去骨中磷的 1/3~1/2。

○ 适当摄入高纤维素：有助于保持大便通畅、毒素排泄、人体代谢平衡的维持。肾脏病患者应适当吃些粗粮，如玉米面、荞麦面、芋头、水果和蔬菜等。

[案例分享]

以上介绍了许多慢性肾脏病的饮食原则，涉及了诸多方面，给患者日常进食增加了不少难度。那么实际生活中，患者怎么吃才能既满足口腹又符合上述营养要求呢？特别是优质低蛋白质饮食的蛋白质量如何体现在日常饮食中？下面就举一个简单的例子，设计一套慢性肾脏病患者的一日三餐食谱。

老赵 61 岁，体重 72 千克，身高 172 厘米。患有慢性肾炎病史 10 余年，目前肾功能：血肌酐 176 微摩尔 / 升［GFR=36.4 毫升 /（分钟·1.73 平方米）］，伴有高血压。先计算理想体重为 67 千克（计算公式：理想体重 = 身高 −105）。根据老赵的 GFR 评估其肾功能处于 CKD3b 期（中期），所以建议他低盐优质低蛋白质饮食，每天蛋白质总量为 53.6 克（计算公式：蛋白质总量 =0.8× 理想体重）。通过查询食物蛋白质含量表可以获得以下信息：250 毫升牛奶含蛋白质 8 克，50 克里脊肉含蛋白质 10 克，50 克虾含蛋白质 8 克，100 克嫩豆腐含蛋白质 5 克，300 克蔬菜含蛋白质 2 克。由此三餐配菜如下：早餐为牛奶、面包和水果；午餐糖醋里脊、绿叶蔬菜和酸辣汤（含豆腐），加米饭；晚餐油爆虾、绿叶蔬菜和番茄汤，加西葫芦鸡蛋麦淀粉饼。这里除主食外共摄入 33 克蛋白质。剩余的 20.6 克蛋白质需分配到三餐的主食中。200 克米面类主食含蛋白质 14 克，一个鸡蛋（50 克大小）含蛋白质 7 克，100 克麦淀粉蛋白质含量为 0。所以，早餐面包 75 克（一两半），午餐白米饭 125 克（二两半）和晚餐西葫芦麦淀粉饼 100 克（二两）。这一天三餐优质蛋白质（奶、肉、虾、豆腐和鸡蛋）占蛋白质总量的 70%，达到优质蛋白质为主的低蛋白质饮食，计算上烹饪用油、用糖，总热量为 2 000 千卡左右。

表 常见食物蛋白质含量表（≈克/100克）

食物名称	蛋白质含量（克）	食物名称	蛋白质含量（克）
瘦肉（猪、牛、羊、鸡胸）	20	大米	7
鸡腿、鸭肉	16	面粉	9
鱼、虾、鱿鱼	16~17	燕麦	15
鸡蛋	14	米粉、馒头	7~8
牛奶、酸奶	3	绿叶蔬菜、水果	0.1~1

相关阅读

♋ 对于未透析的慢性肾脏病患者，从肾脏病早期就开始限制蛋白质饮食；当肾功能受损时，需要低蛋白质饮食，并适当补充复方 α- 酮酸制剂；低盐饮食；伴高脂血症时需低脂饮食；有高钾血症或高磷血症时低钾或低磷饮食；高尿酸血症时需要低嘌呤饮食；必要时补充维生素和叶酸等。

♋ 动物蛋白和植物蛋白中的大豆蛋白都是优质蛋白质，可以优先选择。

♋ 慢性肾脏病患者也需要保证足够的热量。

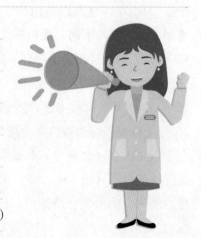

（王文姬 丁 峰）

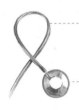

22 糖尿病肾病患者怎么吃

糖尿病肾病是糖尿病患者最重要的并发症之一，我国的发病率亦呈上升趋势，目前已逐渐成为尿毒症的主要原因。由于糖尿病肾病多合并各种代谢综合征，一旦发展到尿毒症，往往比其他肾脏疾病的治疗更加棘手。当然也有很多糖尿病患者合并其他慢性肾脏病，由于不同肾脏病需要不同的药物治疗手段，所以最好结合肾脏病理学检查明确诊断，但是饮食治疗原则和糖尿病肾病相类似。

❓ 糖尿病肾病什么阶段需要考虑"怎么吃"的问题？

糖尿病肾病可分为 5 期：Ⅰ、Ⅱ、Ⅲ、Ⅳ、Ⅴ期。营养治疗也就是患者"怎么吃"的问题应该贯穿于糖尿病肾病的全过程，即预防疾病发生、延缓进展、减少并发症和营养不良相关死亡事件的发生，尤其当尿中出现微量白蛋白时（Ⅱ期），即是肾功能损伤的最早信号，就要开始保护肾功能、减轻肾脏负担的各种措施，以防肾功能损害的加重，而营养治疗是糖尿病肾病重要的干预措施之一。

❓ 糖尿病肾病患者应该怎么吃？

大多数人认为糖尿病需要忌糖，肾脏病需要忌盐、忌蛋白质，那么糖尿病肾病患者不就没啥可吃了？其实这种观点是片面的。所有慢性肾脏病包括糖尿病肾病（DKD）在内的营养治疗的目标是，延缓慢性肾脏病进展，改善慢性肾脏病代谢紊乱，减轻尿毒症症状，减少蛋白尿，预防及纠正慢性肾脏病营养不良，减少炎症状态和心血管并发症发生，提高生存率和减低慢性肾脏病住院率及病死率，根据原发疾病、蛋白尿程度、慢性肾脏病分期、年龄、生理需求、基线营养状态等，制订能量、蛋白质、脂肪、液体及无机盐等营养治疗方案，定期监测并进行调整。

❓ 糖尿病肾病如何正确摄入糖（碳水化合物）？

大部分人认为糖尿病或者糖尿病肾病患者肯定不能吃糖或尽量少吃糖，中国人传统的米、面等主食既然属于糖类肯定也不能多吃，甚至有患者通过多吃菜或多吃肉来缓解饥饿感。但事实恰恰相反，糖尿病肾病患者必须摄入足够的碳水化合物（也就是糖类）以保证充足的热量供应，因为摄入足够的热量对维持身体各器官正常功能和营养健康状态至关重要，否则不仅容易出现营养不良，严重时还会导致糖尿病急性的严重并发症（酮症酸中毒），引起生命危险。

与常人理解相反，鉴于高蛋白质摄入可加重肾脏负担，糖尿病肾病患者应避免以大量摄入蛋白质代替碳水化合物（蛋白质如何限制详见后文）。而且减少饱和脂肪酸（SFA）和反式脂肪酸摄入量有助于减轻炎症和内皮功能障碍，改善高血压和血脂异常，有益于 DKD 预后，建议每日脂肪供能比 25%~35%，其中饱和脂肪酸不超过 10%，反式脂肪酸不超过 1%。

所以糖尿病肾病患者碳水化合物的热量占比绝不能少，目前推荐每日碳水化合物供能比占一半（45%~60%），如碳水化合物的来源为血糖生成指数低的食物，其供能比可增加至 60%。推荐糖尿病肾病总能量摄入量为 30~35 千卡/（千克·天）。久坐的老年患者，能量摄入量推荐 30 千卡/（千克·天）。而由于肥胖与慢性肾脏病的发生相关，所以肥胖人群伴糖尿病时需适当限制能量（总能量摄入可减少 250~500 千卡/天）以预防慢性肾脏病进展。

很多读者可能会有疑惑，这不是鼓励糖尿病患者"吃糖"吗？其实这是一种误解，我们只是告诉患者每日摄入"糖"的热量占比不能过少，也就是"为什么要吃糖"，至于"吃什么糖""怎么吃糖"还是有讲究的。

吃什么糖？

糖尿病肾病患者肯定不宜吃各种"甜"的糖、蜜饯、水果罐头、汽水、果汁、果酱、冰淇淋、甜饼干、甜面包及糖制糕点，这些大家都能明白，大部分患者也能做到。糖尿病肾病患者也不宜吃"不甜"的无糖饼干，或含有大量淀粉的食物，如番薯、土豆、芋头、玉米、菱角，以及烧饼、烧卖、萝卜糕等。为什么不甜的食物不能吃？因为淀粉也是一种多糖，食用过多易出现高血糖。推荐摄入五谷杂粮，如莜麦面、荞麦面、燕麦片、玉米面、紫山药等富含维生素 B、多种微量元素及食物纤维而含蛋白质少的食物，这些食物同样能够保证足够热量。

怎么吃糖？

由于每个患者情况不同，建议请营养师根据患者主观症状、客观实验室检查结果，初步制订饮食方案。但这并不是一劳永逸的，最好 2~4 周复诊一次，同时结合就餐情况、体力活动、血糖监测情况、胃肠道功能等，及时调整膳食。病情稳定的糖尿病肾病患者，至少保证一日 3 餐，但血糖波动大、易出现低血糖的患者就需要适当加餐，每日进餐 5~6 次，同等重量的食物分成 6 份，每份的压力自然就小了，既保证了单日总摄入量，又不致一餐摄入过多而使血糖升高。建议血糖波动大的患者每日监测血糖，如饮食治疗不能改善血糖，仍建议请内分泌医师调整降糖药物的使用。

最后提醒各位糖尿病肾病患者，吃饭一定要细嚼慢咽，每顿只吃七分饱，而且尽量吃得"干一点，硬一点"，因为细软的碳水化合物会加速血糖上升。

❓ 糖尿病肾病如何正确摄入蛋白质？

肾脏病患者蛋白质摄入过多会加重肾脏负担，所以，应避免大量摄入蛋白质。有研究表明，糖尿病肾病患者低蛋白质饮食可减少蛋白尿，改善代谢紊乱（如代谢性酸中毒），减少氧化应激，延缓慢性肾脏病进展。但是限制蛋白质并不是禁食蛋白质，糖尿病肾病患者应该按照慢性肾脏病分期（详见"9 读懂化验单"）综合调整蛋白质摄入总量。

慢性肾脏病合并糖尿病或糖尿病肾病 1~2 期的患者，从出现显性蛋白尿起即应减少饮食蛋白质，推荐蛋白质摄入量 0.8 克 /（千克·天），从 GFR 下降（<60 毫升 / 分）起，建议蛋白质摄入量为 0.6 克 /（千克·天），同时补充复方 α- 酮酸制剂，其中 50% 以上摄入蛋白质应为高生物价蛋白［如牛奶、鸡蛋白、白色肉类（鱼虾）］等动物蛋白被认为是优质蛋白质，大豆蛋白已被认为是植物中的优质蛋白质，所以豆制品也可以适当摄入。

进入透析治疗后应个体化地优化蛋白质饮食，推荐蛋白质摄入量维持在 1.0~1.2 克 /（千克·天），经全面评估患者营养状况后，可补充复方 α- 酮酸制剂，其中 50% 以上摄入蛋白质应为高生物价蛋白。

❓ 糖尿病肾病如何正确摄入脂肪？

1 型糖尿病患者的高脂血症，多为高甘油三酯血症，可通过严格的血糖控制得到逆转。2 型糖尿病患者的高脂血症常在发生糖尿病之前就已存在，因此在控制血糖的同时还需通过严格的饮食控制，特别对于已经达到大量蛋白尿的患者，血脂更不容易控制。

因此糖尿病肾病患者，每日脂肪供能比为 25%~35%，其中饱和脂肪酸摄入需小于总热量的 10%，对于合并高低密度脂蛋白、胆固醇升高时，推荐其饱和脂肪酸摄入小于总热量的 7%。如果患者血糖高，需减少碳水化合物摄入量，可以将这部分热量来源改为单不饱和脂肪酸（如橄榄油或菜籽油）。同时必要时应在医生的指导下应用他汀类药物。

❓ 糖尿病肾病如何正确摄入钠盐？

血糖控制理想状态下水果、蔗糖、麦芽糖等也并非禁忌。反而盐尤其是钠盐需要严格限制，因为钠盐不仅直接加重肾脏负担，也会引起水肿和高血压，更容易加重肾脏病，建议每次做饭都用限盐勺控制钠盐摄入量。糖尿病肾病患者钠盐是不是摄入越少越好呢？其实也不完全是这样，毕竟钠盐也是维持机体健康最重要的电解质。也有研究报道，糖尿病患者钠盐摄入量过低可降低胰岛素敏感性。因此，钠盐摄入量应根据患者血压、血钠、水肿、心功能等情况进行个体化调整。关于每日盐的具体摄入量，详见"53 肾脏病怎样选择盐"。

❓ 糖尿病肾病如何正确摄入钙、磷和维生素 D？

由于肾功能受损，患者会合并维生素 D 不足和钙磷代谢紊乱。如果出现维生素 D 缺乏应补充天然维生素 D，如出现低钙血症或高磷血症，饮食中可以适当增加含钙高的食品，如海带丝、绿色蔬菜等，但一般不超过 2 000 毫克 / 天。长期服用含钙药物时应将其中的钙元素量同时计入，避免钙摄入过多增加血管钙化的风险。磷摄入量一般控制在 600~1 000 毫克 / 天，如出现高磷血症时应限制在 800 毫克 / 天以下，应忌食高磷食品，如动物内脏及南瓜子等坚果。红色肉类（猪、牛、羊）含磷也比较高，但可以通过先煮肉、弃汁炒肉的办法，减少磷的摄入。

❓ 糖尿病肾病如何正确摄入其他营养素？

为了平衡营养，糖尿病肾病患者可以采用低脂、高纤维、高维生素饮食。推荐膳食纤维摄入量为 25~30 克 / 天。鼓励多吃玉米面、荞麦面、甘薯、芋头、海带丝等高纤维素和高维生素食品，血糖控制理想状态下，可以在减少主食摄入前提下少量吃些桃、梨、橘、柚、橙、苹果等相对含糖量少的水果。推荐补充适量的维生素 C、维生素 B_6 及叶酸，其中维生素 C 的推荐摄入量为 60 毫克 / 天。合并高钾血症时应限制钾的摄入。合并缺铁性贫血时应补充含铁量高的食物或加用铁剂治疗。其他微量元素以维持血液中正常范围为宜，避免发生电解质紊乱。

🙌 糖尿病肾病早期营养治疗可以明显减少和延缓糖尿病肾病的进展。

🙌 若单纯饮食指导不能达到日常膳食推荐摄入量，应在临床营养师或医生的指导下给予口服营养补充剂，维持性透析治疗患者推荐选用低磷、低钾、高能量密度的肾脏病专用配方的口服营养补充剂。

🙌 若经口补充受限或仍无法提供足够能量，建议给予管饲途径给予肠内营养或静脉肠外营养等方式。

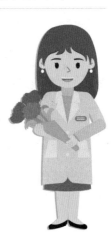

（吴胜斌）

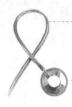

23 急性肾小球肾炎患者怎么吃

急性肾小球肾炎简称急性肾炎，是以急性肾炎综合征为主要临床表现的一组疾病。临床特点为急性起病，表现为血尿、蛋白尿、水肿和高血压，可伴有一过性肾功能不全。多见于链球菌感染后2周左右起病，其他细菌、病毒及寄生虫感染亦可引起。本病为自限性疾病，多数患者预后良好，不宜应用糖皮质激素及细胞毒药物。

② 急性肾炎患者存在哪些营养因素？

◦ **水钠潴留**：急性期肾小球内皮细胞肿胀增生，毛细血管腔狭窄，肾血管阻力增加，水钠潴留，造成水肿和高血压。

◦ **电解质紊乱**：急性期患者少尿时，血钠偏低，甚至可出现高钾血症。

◦ **氮质血症**：急性期由于肾小球滤过率下降、水钠潴留，患者出现氮质血症，但利尿后病情可改善至消失。

可见，急性肾炎急性期机体营养发生改变，饮食控制是其综合治疗的主要措施之一，其地位并不亚于药物治疗——民以食为天。但患者经常会问，急性肾炎的饮食有哪些要求？需要多喝水排毒吗？需要加强进补吗？可以吃蛋白粉吗？

② 如何搭配饮食？

主食在膳食中占重要地位，其能够补充机体热量，但是单一的主食从营养学上讲并不十分合理，需多种食物搭配才更益于健康。急性肾炎患者宜进食低钾、低钠及富含维生素的蔬菜和水果，蛋白质的选用以优质蛋白质为主，如牛奶、鸡蛋、牛肉等，但需要限量。

② 能吃高热量食物吗？

急性肾炎患者因前期有上呼吸道感染史，机体消耗明显，易出现能量供给不足和维生素缺乏，需重视能量与维生素的供给。但重症患者多卧床休息，能量供给不宜过高，1 500~2 000 千卡 / 天或 25~30 千卡 /（千卡·天）。能量主要以碳水化合物为主（占 70%），脂肪含量不宜过多（占 25%）。因此，要吃好每日三餐主食，足够碳水化合物的摄入可为患者提供充足的能量，加快组织恢复和生长发育，碳水化合物需控制在 300~400 克 / 天，宜多选择淀粉类食物，如米饭、面条等。这些食物在体内代谢后产生二氧化碳和水，不会增加肾脏负担。食物脂类的来源分为植物性食物和动物性食物，为防止胆固醇增高或血脂升高，建议食用富含不饱和脂肪酸的鱼类和植物脂肪。烹调食物应以植物油为主，如橄榄油、豆油、花生油等，避免使用动物油。

如何饮水？

急性肾炎如有眼睑水肿、全身水肿及高血压表现，表明体内存在水代谢紊乱，需控制水摄入量，应视每天的尿量多少测算摄入的液体量。除了补充前一天排出的尿量以外，再额外摄入 500~1 000 毫升。尿量过少，每天摄入的液体量就应少于 1 000 毫升；而多尿者须相应增加饮水，但应注意水、电解质的平衡。

必须限盐吗？

急性肾炎患者若摄盐过多会使口渴加重，饮水增多使水肿加重和血压进一步升高。血压过高可引起心脑血管意外，如脑出血及主动脉夹层，这两种疾病都是比较凶险的，因此患病期间一定要清淡饮食。临床上根据水肿及高血压就应当采用低盐、无盐甚至低钠膳食。

◦ 低盐膳食：一般规定每天烹调食盐 2~3 克，相当于半个啤酒瓶盖的量（或酱油为 10~15 毫升），且要维持至水肿消退、血压正常，待病情缓解后可逐步恢复。此外，凡含盐多的食物，如咸菜、泡菜、咸蛋、挂面、皮蛋、腌肉、海味、火腿、香肠、咸面包、调味酱、芥末等均应避免，还应少吃外卖和少去餐馆就餐。

◦ 无盐饮食：是指烹调时完全不加食盐、酱油、味精，为了增加食欲，可用草本调料、香料、柠檬汁、醋、糖等调料。

◦ 低钠饮食：是指除烹调时不加食盐及酱油外，同时避免使用含钠高的食物，如用发酵粉或加碱的馒头、糕点、饼干、挂面等。每天膳食中含钠量最好不超过 500 毫克。有些急性肾炎的患者会有肾功能的异常，这是属于急性肾炎的重型表现。一旦有了肾功能异常，难免就会产生高钾血症，易引起恶性心律失常，导致猝死。应注意限食含钾丰富的蔬菜类、水果类及其他小食，如鲜枣、柑橘、柿子、杏子、西瓜、香蕉、猕猴桃、刺梨、沙棘、黑加仑、海藻、大豆、坚果、沙丁鱼、瓜子等。

❓ 能吃水果吗？

膳食中多用新鲜的绿叶蔬菜及水果，以增进患者食欲。除少尿期限制钾时需限制含钾蔬菜，其他时期应多吃时鲜蔬菜。维生素 A、维生素 C、叶酸、维生素 B_1、铁等，均有利于肾功能恢复及预防贫血。维生素 C 可以对抗过敏反应，每天可多食富含维生素 C 的新鲜水果和蔬菜。补充含钙丰富的食物，如牛奶、乳制品、牛肉、深色蔬菜等。

❓ 需要加强进补吗？

蛋白质的摄入问题几乎是所有肾脏病患者无法回避的问题，其摄入的多少对疾病的发展和康复均会产生较为明显的影响。因为蛋白质摄入过高，会增加肾脏负担，而控制蛋白质过严，对肾单位的修复不利。对于病情较轻的无肾功能不全的急性肾炎患者，食物中蛋白质不必严格限制，每天不宜超过 1 克 / 千克，即每天 40~70 克。中度或重度出现氮质潴留的急性肾炎患者，应严格控制膳食。应严格限制蛋白质的摄入，按每天 0.5~0.6 克 / 千克计算，平均每天 30~40 克。

• 应选择高生物价蛋白食物，如鸡蛋、牛奶、瘦肉、鱼等，既减轻肾脏负担，又可保证营养平衡。同样是肉类，白肉（鸡肉、鸭肉、鱼肉等）比红肉对身体要好。营养学中常说的"没腿的（鱼肉、海产品）比 2 条腿的好（鸡肉、鸭肉），2 条腿的比 4 条腿的（牛肉、羊肉、猪肉）好"，是有一定道理的。

• 很多肾炎患者认为得了肾脏病需忌豆饮食，拒绝一切豆制品，包括豆腐脑、豆腐皮、豆芽、豆角等，真正做到了"拒豆于千里之外"。其实大豆制品不仅属于优质蛋白质，黄豆富含人体必需氨基酸，而且容易被机体吸收利用，由黄豆做的豆腐脑、豆浆、豆芽、豆腐皮都是可以吃的。大豆及其制品应与荤菜进行蛋白质等量换算。

• 当病情好转、尿量增多（每天大于 1 000 毫升）时，即可开始逐渐增加蛋白质的摄入量，但每天最好不要超过 0.8 克 / 千克，病情稳定 2~3 个月后才可逐渐恢复正常量。

❓ 平时膳食如何调配呢？

根据病情及肾功能状态提供各种营养素以增加抵抗力，尽可能使肾功能保证正常或接近正常。限制刺激性调味品或香料，如胡椒、芥末、咖喱、辣椒、蒜、茴香等。味精也应少用，多食味精会引起口渴而欲饮水。同时也应注意避免富含嘌呤类食物，如鸡汤、鱼汤、肉汤、鸭汤、羊肝及其他动物内脏等，以免增加肾脏负担。

相关阅读

27 急性肾损伤患者怎么吃 /93

❤ 急性肾小球肾炎患者常合并水肿，此时首先需要限盐和限水。

❤ 能量以碳水化合物为主（占 70%）。

❤ 限制蛋白质饮食，肾功能不受损或轻度受损时，每天不宜超过 1 克 / 千克；

肾功能受损时，控制在每天 0.5~0.6 克 / 千克。

❤ 营养搭配要均衡，可以根据情况补充蔬菜和水果。

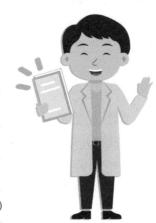

（方均燕）

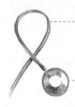

24 慢性肾小球肾炎患者怎么吃

慢性肾小球肾炎，简称慢性肾炎，有不同的病理类型，通常以蛋白尿、血尿、水肿、高血压为主要表现，后期常合并肾功能受累，甚至进展为终末期肾衰竭。近几年，大众虽然对慢性肾炎的认知水平不断提高，但是对于饮食方面仍存在较多的误区。

❓ 必须限盐吗?

正常人的肾脏有调节水钠代谢的功能，如果盐分摄入过多，容易造成水钠潴留，增加肾小球压力，加重肾脏负担，导致慢性肾小球肾炎病情恶化。因此，含钠盐量高的食物不宜多吃，如咸菜、腌制品、酱菜、火腿、话梅等，尤其是伴有高血压和（或）水肿的患者，更应严格限制食用。但对于血压偏低，甚至一些低血压患者来说，盐分并非"越少越好"。因为长期的低盐或无盐饮食容易引起"低钠血症"而表现为乏力、头晕、血压下降，严重者可能出现脑水肿，甚至危及生命。因此，并不是所有慢性肾炎患者均需限盐，而要因人而异，根据血压及水肿情况进行调整。具体可参考"53 肾脏病患者怎样选择盐"。

❓ 能吃肉吗?

慢性肾炎患者常常为了减少蛋白质的摄入而选择素食，甚至于"谈肉色变"，其实并非所有慢性肾炎患者均需严格低蛋白质饮食。蛋白质的摄入量应根据患者的肾功能和蛋白尿的情况而定，一般肾功能正常者为 1.0~1.2 克／千克，尽可能以优质蛋白质为主，包括各种瘦肉、鱼、虾等。若肾功能良好，饮食不需要过分限制，但若肾功能已受损，则应减少蛋白质的摄入，可根据肾小球滤过率（GFR）进行相应计算，若 GFR 已下降，则蛋白质摄入也应减少（具体参考"21 慢性肾脏病怎么吃"），以减轻肾功能负担，但并不是说完全不吃。如果长期摄入蛋白质不足，易引起营养物质缺乏，严重时会造成营养不良而增加感染的风险，尤其对于本已瘦弱的老年人，严格的低蛋白质饮食并不可取。但能吃肉也不表示可以无限制的吃，有的患者因蛋白尿较多，而企图通过增加摄入量来补充丢失的蛋白质，尤其是血清白蛋白降低的患者，更是希望"吃啥补啥"。殊不知，蛋白质的摄入也要有度，往往"吃得越多，漏得越多"，而造成蛋白尿进一步增加，肾功能进一步受累。因此，肾炎患者可以吃肉，但需个体化评估其适合的摄入量，而不是"要么不吃，要么拼命吃"。

❓ 能吃海鲜吗？

传统观念认为，海鲜伤肾，可能加重肾脏病，慢性肾炎患者对海鲜避而远之。其实，绝大多数海产品（鱼、虾、贝类）富含优质蛋白质，尤其是对人体有利的不饱和脂肪酸含量高，此外维生素（维生素 A、维生素 D 和 B 族维生素）及微量元素（钙、镁、硒、碘、锌等）含量亦很丰富，脂肪含量极低，所有这些特点均非常适合肾功能正常且不伴高尿酸血症的慢性肾炎患者。但对于部分肾脏病患者需要"忌口"，是否可进食海鲜，取决于患者属于哪种肾炎、肾功能情况、海鲜的种类及其烹饪方式等。

◎ 过敏体质的慢性肾炎患者：尤其是过敏性紫癜性肾炎患者，可能容易对海鲜的蛋白质过敏，而导致病情复发或加重。

◎ 伴有大量蛋白尿的慢性肾炎患者：因高蛋白质饮食会增加蛋白尿而加重肾脏负荷，需严格控制蛋白质摄入量，尽量少吃富含蛋白质的海鲜。

◎ 伴有肾功能不全的慢性肾炎患者：尤其是 GFR<60 毫升 /（分钟·1.73 平方米）者，因海鲜所含的蛋白质主要是胶原蛋白，人体利用率较差，会产生较多的尿素氮、肌酐等代谢产物，而肾功能不全的患者排泄能力受损，这时若食用海鲜就会加重肾脏负担，进一步加重肾脏损害，且易引起高钾血症等电解质紊乱，应忌食海鲜。

◎ 合并痛风或血尿酸水平较高的慢性肾炎患者，需要低嘌呤饮食。而贝壳类（蛤蜊、扇贝等）、肢节类（虾、蟹等），以及秋刀鱼、凤尾鱼和沙丁鱼等海鲜所含嘌呤较高，有高尿酸血症风险人群，应禁食海鲜。

◎ 慢性肾炎患者食用海鲜的方式：海鲜不宜以刺身或火锅的形式食用，以防因食品卫生问题引发感染。因海鲜中会寄生一些病菌或寄生虫，慢性肾炎患者抵抗力常低于常人，尤其是需要服用激素、免疫抑制剂药物的患者，很容易发生胃肠道感染。不建议食用海鲜干货（海虾、海鱼），因其为腌制品，盐分不宜控制，尽量不食用。

❓ 能吃豆制品吗？

传统观念认为肾脏病患者不宜吃豆类食品和豆制品，实则是一个误区。其实，应结合患者的肾功能情况进行调整，当肾功能下降到一定程度需控制蛋白质摄入量时，尽量选择优质蛋白质，如动物肉类、牛奶、鸡蛋等，所谓的"优质低蛋白质饮食"疗法。若慢性肾小球肾炎患者肾功能正常，且蛋白尿控制情况良好时，可以适度进食豆制品。

相关阅读

43 肾脏病患者能吃肉吗 /139

46 肾脏病患者能吃海鲜吗 /146

53 肾脏病患者怎样选择盐 /166

💙 慢性肾小球肾炎患者如果血钠正常，需要低盐饮食。

💙 蛋白质摄入量根据肾功能情况决定，当 GFR 下降时，需要减少蛋白质摄入量，以优质蛋白质为主。

💙 蛋白质摄入以动物蛋白为主，可以适量摄入海鲜和大豆。

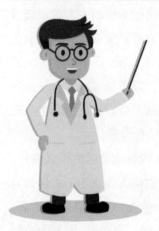

（徐　静）

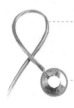

25 肾病综合征患者怎么吃

肾病综合征是一组肾脏疾病的综合表现，即 24 小时尿蛋白大于 3.5 克，血清白蛋白小于 30 克 / 升，伴或不伴水肿、高脂血症。肾病综合征的原因很多，儿童常见的原因为微小病变和局灶节段性肾小球硬化，成人常见原因包括糖尿病肾病、膜性肾病、微小病变、局灶节段性肾小球硬化，少见原因包括狼疮性肾炎、肾淀粉样变性等。明确肾病综合征的原因常需通过肾穿刺。

肾病综合征的治疗由两部分组成：病因治疗和对症支持治疗。病因不同，针对病因的治疗也截然不同，免疫相关的疾病可能需要使用激素和免疫抑制剂，而糖尿病肾病则以控制血糖为主，肾淀粉样变以治疗原发病为主。在对症支持治疗方面，肾病综合征的处理是相似的，如用利尿剂消肿、降脂药降血脂、沙坦类药物减少尿蛋白、抗凝药预防血栓形成、降压药控制血压等。除此之外，与肾病综合征息息相关的便是饮食。那么肾病综合征患者应该如何合理饮食呢？

❓ 限制盐的摄入——多少盐？什么盐？

肾病综合征的患者常伴有水肿，若高盐饮食则会进一步加重水肿症状，因此需要清淡饮食，即限制盐的摄入。其实什么盐并不重要，关键的是盐的量！肾病综合征患者食盐总量需控制在每天 3 克左右，大概半啤酒瓶盖的量。除了炒菜用的盐，调味品（如酱油、豆瓣酱、番茄酱）、加工食品（如火腿、香肠、面包、培根、面条）、腌制食品（腌菜、腊鱼腊肉、咸鸭蛋）等也都含有盐（一般包装袋会标明钠的含量），需要计算在内。如果觉得口味太淡难以坚持，可以放适量的葱、姜、蒜、新鲜辣椒进行调味，以便更好地实施低盐饮食。

❓ 蛋白质要补还是要限？

肾病综合征会从尿液中丢失大量蛋白质，导致血浆蛋白水平显著降低。

因此饮食上容易走到两个"极端"：一是觉得漏多了就该补，便大量吃肉、鸡蛋、奶等蛋白质含量高的食物，但这样做容易增加肾脏负担；二是怕吃得多漏得多，加重肾脏损伤，便"滴肉不沾"，这类患者容易营养不良，进一步加重低蛋白血症。这两种"极端"都不利于病情的康复。

对于肾功能正常的肾病综合征患者，每天可以吃 0.8~1.0 克 / 千克的蛋白质，同时尿中蛋白质每丢失 1 克 / 天，多吃 1 克 / 天，但增加的总量不超过 5 克 / 天；对于肾功能受损的患者，根据医生建议需限制每天的蛋白质摄入量，为 0.6~0.8 克 / 千克，并根据尿蛋白情况相应调整。为了在保证营养的同时又不增加肾脏负担，医生往往会建议优质蛋白质饮食，即在限制蛋白质摄入总量的条件下，尽量选择"质量高"（符合人体需求）的蛋白质，如肉、蛋、奶等。其中肉类建议以鱼肉、禽类等白肉为主，与红肉（即畜肉，如猪肉、牛羊肉等）相比，白肉脂肪含量更低且富含不饱和脂肪酸，对控制血脂、防治粥样硬化等心脑血管疾病危险因素更有益。

以往肾脏病患者都是谈"豆"色变，但近年来研究证实，大豆蛋白组成与肉类相近，也属于优质蛋白质，同时由于大豆中脂肪含量比肉类低，而有益于心血管的不饱和脂肪酸比例高，适量食用大豆类及其大豆制品，已成为肾脏病患者的推荐饮食。当然，购买大豆制品时也需要注意成分。有些大豆制品如卤豆干在加工时加了卤水（含盐量较高），有些加入了大量油和盐，如油皮、油豆筋，也不建议吃。

❓ 水肿能不能喝水？

血清白蛋白的一个重要作用是"抓住"血管内的水分，如果明显减少，水会从血管内流入组织间隙，而表现为"一按一个坑"的水肿。低白蛋白血症是肾病综合征的特征，因此许多患者都有水肿，一般白蛋白越低，水肿也越重。水肿明显的患者需要限制饮食中的水，每天摄入量为：尿量 +500 毫升。摄入的液体不仅包括水、茶等饮品，还包括汤、粥、面、饭、肉、水果蔬菜等食物中的水分。虽然有些患者喝水少，但三顿喝粥，还进食大量水果，也是不对的。如果肾功能正常，肾病综合征缓解后可以正常饮水。

❓ 怎么限制油脂的摄入量？

高脂血症是肾病综合征的另一重要特征，长期高脂血症对心脑血管影响很大，因此需限制油脂的摄入量，尤其是动物油（包括油脂很厚的动物部位，如肥肉、内脏等）、人造奶油等饱和脂肪酸多的食物。油脂摄入限制在总热量的 30% 以下，种类以富含不饱和脂肪酸的鱼油和植物油（橄榄油、菜籽油等）为主。

❓ 如何补充微量元素？

肾病综合征患者由于肾小球基底膜的通透性增加，除大量蛋白质从尿中丢失外，与蛋白质结合的某些微量元素及激素也一同丢失，导致钙、镁、锌、铁等元素缺乏，故可适当补充，一般进食含维生素及微量元素丰富的蔬菜、水果、杂粮、海产品等即可。许多患者在水肿明显时常应用排钾利尿剂（如呋塞米、托拉塞米），也应补充含钾丰富的食物如橙、香蕉、葡萄干等，以防出现低钾血症。但如果肾功能明显减退或使用保钾利尿剂（如螺内酯），则需根据血钾水平调整含钾食物的摄入，慎防高钾血症。

❓ 服用华法林抗凝有哪些饮食注意事项？

肾病综合征患者常处于高凝状态，血栓栓塞风险较高。因此，许多出血风险不高但白蛋白低于 25 克/升的患者会使用华法林抗凝。华法林是通过拮抗维生素 K 而抑制肝脏产生凝血因子，从而发挥抗凝作用。各种食物中的维生素 K 含量不同会影响药效，富含维生素 K 的食物，如绿叶菜（菠菜、白菜、生菜、卷心菜、西兰花等）、猪肝、人参、海藻类、生姜、大蒜、鱼肝油等，可减弱华法林的抗凝作用；某些食物如柚子，或中药如银杏、丹参、枸杞、甘草、当归、黄连、黄柏等，则会增强华法林的抗凝作用。但这并不代表患者完全不能食用这些食物，而是应该保持均衡的饮食，避免过多地食用其中的一种或多种。

❓ 其他注意事项有哪些？

除白蛋白从尿中丢失外，与人体免疫力相关的免疫球蛋白也会从尿中大量丢失。故肾病综合征患者抵抗力差，容易发生感染，而感染又是肾病综合征加重或复发的危险因素。因此这类患者在饮食上应该更注意安全、卫生，减少外出就餐、不饮生水、不吃生食、不吃过期变质食品和"三无"食品。

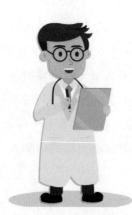

💙 肾病综合征患者，应做到限盐、限水、限油脂。

💙 根据肾功能适当限制蛋白质的摄入。

💙 水肿明显时限制水分摄入，并根据情况适当补充电解质。

（陈瑞颖　郝传明）

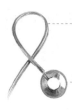

26 泌尿系结石患者怎么吃

　　泌尿系结石是泌尿系统的常见病、多发病，根据发病部位可分为肾结石、输尿管结石、膀胱结石和尿道结石；根据结石成分可分为含钙结石和非含钙结石，含钙结石主要包括草酸钙结石、磷酸钙结石，非含钙结石主要包括尿酸结石、鸟粪石、胱氨酸结石、药物性结石等。饮食、环境、遗传等因素都与结石的形成有着密不可分的联系。

　　结石患者往往谈"石"色变，虽然微创取石手术可缓解一时之痛，但反复手术使机体不断遭受打击，给患者心理造成了难以平复的巨大创伤。通过临床诊疗活动及相关研究发现，饮食对结石形成的影响不容小觑。结石患

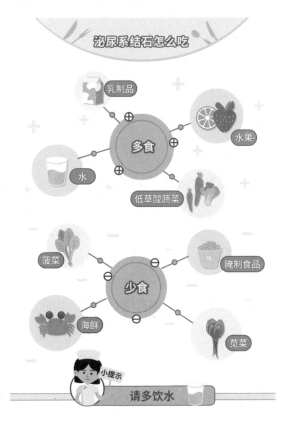

泌尿系结石怎么吃

多食
乳制品
水果
水
低草酸蔬菜

少食
菠菜
腌制品
海鲜
苋菜

小提示
请多饮水

者大多存在较明显的不良饮食习惯，而针对不同病因所致的各类结石患者而言，积极地调整饮食习惯可以帮助控制病情，减少复发。

❓ 如何增加饮"水"量？

很多肾结石患者都存在一个共性，那就是不爱喝水。这里谈到"水"，我们其实更关心的是每天所有的液体摄入总量，除了饮用水以外，还包括了汤羹、粥、牛奶、茶等食品中的水分。液体摄入较少直接导致了尿量偏少，很多代谢废物在尿液中的浓度升高，一旦超出尿液所能溶解的最大限度，便会析出形成结晶，直至长成结石。了解了这一机制，我们就该明白多饮水的重要性了，这也是防治结石最经济便捷的方法，被国际各大临床指南共同推荐。

该如何饮水呢？首先，液体摄入量达标与否要看尿量，以每天尿量达到 2 500 毫升以上为准，而髓质海绵肾合并肾结石、胱氨酸结石等患者甚至需要更多的液体摄入。第二，晚餐后至睡前时段适当增加饮水，因为睡眠期间是每天尿液极度浓缩的时段，具体摄入量因人而异，以不影响睡眠质量为佳。第三，根据气温、活动量等外部条件及时调整液体摄入量，夏季及剧烈运动等水分丧失较多的情况下需增加饮水量。第四，饮用咖啡、茶类应适量，尽量减少碳酸饮料摄入，可增加柑橘类新鲜水果或果汁（如橙、柑橘、柠檬等）摄入，因为其中富含较多枸橼酸，可提高尿枸橼酸含量，达到抑制结石形成的目的。而对于西柚汁是否利于预防结石，目前仍存在一定争议，因此不作为首选。

❓ 如何保证乳制品摄入？

以往认为泌尿系结石患者不宜进食过多乳制品，担心乳制品中的钙会增加结石风险。研究人员就此进行了试验，通过膳食保证每天 1 000~1 200 毫克钙元素的摄入有助于防治结石，可减少草酸在肠道中的吸收，同时帮助强健骨骼。一般来说，100 毫升牛奶含钙量为 100~120 毫克，因此建议每天饮用不少于 500 毫升牛奶，另外其他饮食中也含有钙质，方可保证钙摄入充足。但研究显示，钙补充剂可能增加肾结石风险，因此除非存在明显钙摄入不足或严重骨质疏松等，可遵医嘱服用钙剂，不建议作为常规保健服用。

❓ 如何低盐饮食？

盐是所有食品具有美味口感的必要添加剂，而我国饮食中食盐的含量相较其他国家稍多。饮食中摄入过多钠盐会导致尿液中钠排泄过多，尿钙排泄也相应增多，进一步增加了泌尿系统含钙结石的形成风险。因此，建议结石患者每天食盐摄入小于 6 克，尽量少食腌制加工食品。此外，很多调味料中也添加了食盐，也应减少食用。

❓ 如何减少草酸盐摄入？

泌尿系结石中大部分为含钙结石，其中又以草酸钙结石居多。因此，建议患者应尽可能减少高草酸食物摄入量，富含草酸的食物包括菠菜、苋菜、坚果、红茶、西芹、甜菜、秋葵、巧克力等。营养学专家建议含钙结石患者忌食菠菜，其他富含草酸的蔬菜可焯水后食用。或者同时食用乳制品，以减少草酸过多吸收。

❓ 如何控制蛋白质摄入量？

极高蛋白质饮食可增加尿酸结石、含钙结石的形成风险，建议结石患者肉类、蛋类、海鲜类摄入总量每天小于 200 克为宜。

❓ 有哪些其他注意事项？

合并糖尿病、高血压、心血管疾病、高尿酸血症等其他慢性疾病的患者也易出现泌尿系结石，建议应积极治疗合并症，均衡饮食，如适当控糖、避免长期高嘌呤饮食等。此外，如非必要请勿过度补充维生素，因为维生素 C 经机体代谢会转化成草酸盐，维生素 D 参与钙的调节，可能增加结石形成风险。

❓ 各类结石患者饮食有哪些注意要点？

◎ 含钙结石：患者的尿液易出现钙、草酸、尿酸浓度偏高，枸橼酸盐浓度偏低等特点。研究发现高动物蛋白、液体摄入不足、低钙饮食等都与结石风险增加相关。因此建议含钙结石患者应当增加液体摄入，使每天尿量大于 2 500 毫升，保证每天从膳食中（如乳制品等）摄入钙元素 1 200 毫克，适当减少食盐摄入，控制动物蛋白摄入量 ［<0.8 克 /（千克·天）］，同时避免过量食用富含草酸的食物（如菠菜等）。另外，控制高血压常用的 DASH 饮食也可用于含钙结石患者。DASH 饮食强调每天增加全谷物食品、水果、蔬菜、鱼类的摄入量（增加膳食纤维、钙、钾、蛋白质），少油脂，尤其是减少动物油脂摄入，减少甜食、糖分摄入，减少红肉摄入，减少食盐摄入。

◦ 尿酸结石：在偏酸性尿液中易于形成，在中性和碱性环境下可溶解。在食用了大量动物蛋白后，经过体内代谢会产生较多酸性物质，尿液中尿酸的排泄量大大增加，尿酸结石也就容易形成了。所以，患有尿酸结石的患者应当减少动物蛋白的摄入，做到荤素搭配，同时多食用橙、柑橘等水果为机体补充枸橼酸，可以帮助碱化尿液，调节尿液酸碱度。此外，应保证足够的液体摄入，使每天尿量大于 2 500 毫升，从而降低尿液中尿酸的饱和度。

◦ 胱氨酸结石：该结石的形成是由遗传性胱氨酸尿症所致，该类患者对液体摄入要求较其他患者更高，建议每天尿量应达到 3 000 毫升以上，目的是使尿胱氨酸浓度降至 1 毫摩尔 / 升以下。同时，控制动物蛋白摄入 [<1.0 克 / (千克 · 天)] 和钠盐摄入（食盐 <6 克 / 天），对于降低尿胱氨酸浓度也有一定作用。另外，补充橙、柑橘等水果也是十分必要的。

◦ 鸟粪石：为感染性结石，一旦确诊建议手术取石，并予以抗感染、抑菌治疗。此外，许多药物也可能引发泌尿系结石，肾小管酸中毒、甲状旁腺功能亢进、肠道疾病等都可能导致结石的形成，因此建议患者应及时就医，遵照医生的指导进行合理治疗。

💔 在日常生活中纠正自己的饮食习惯，这是最安全、最经济的办法，能对防治泌尿系结石起到至关重要的影响。

💔 得了结石不要慌，多喝水来多排尿。

💔 适当食钙少吃盐，控制蛋白质风险小。

💔 减少草酸摄入量，结石形成多不了。

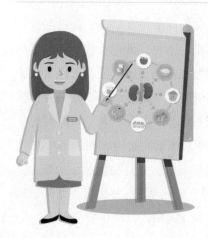

（周悦玲　吴胜斌　丁　峰）

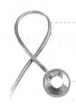

27 急性肾损伤患者怎么吃

急性肾损伤发病率和病死率在我国居高不下。这是一种与高分解代谢状态相关的急性疾病，在这种情况下，机体对蛋白质和能量的需求会增加，患者可通过膳食营养更快地恢复肾功能。

❓ 急性肾损伤发生发展期患者应该怎么吃？

首先，在急性肾损伤发生发展阶段，即肾功能正在受到损害，此时多数患者体内处于高分解状态，主要表现为尿量减少、血清肌酐持续高水平、高钾血症和代谢性酸中毒。此时，需要关注饮食摄入的下列几个方面。

◦ **水分的摄入**：当患者丢失大量液体（包括严重的呕吐、腹泻、大量出汗、烧伤、过度利尿、大量出血等原因），导致肾脏处于"缺血"状态，从而造成肾前性的急性肾损伤。此时，早期及时补充丢失的体液，肾功能将很快得到改善。若肾脏"缺血"状态持续导致肾脏实质损害，或因为其他原因引起肾实质损害，肾脏将失去排水能力，则应该控制每天的水分摄入总量，否则会出现下肢或全身水肿。

◦ **蛋白质的补充**：饮食蛋白质的代谢产物主要经肾脏排泄。当发生急性肾损伤时，肾脏的排泄功能受到影响，会导致代谢产物在体内蓄积并影响全身脏器功能。所以，对于肾功能严重受损的患者，如果尚未接受肾脏替代治疗（血液透析、腹膜透析等）的，通常要严格限制每天蛋白质的摄入（<0.5克/千克），并建议以优质蛋白质为主（主要是动物蛋白）。当一般治疗不能维持患者体内的代谢平衡，必须接受肾脏替代治疗时，则应采用高蛋白质营养支持来纠正负氮平衡。尿素氮生成率（UNA）是判断患者蛋白质分解程度的指标，由尿素氮排出量和体内尿素氮变化量两部分组成，当UNA>50克/天时，可认为患者处于高分解代谢状态，每天蛋白质的摄入量应达到1克/千克以上。

◦ **能量的补充**：对于急性肾损伤的患者来说，KDIGO指南建议能量摄入总量为 20~30 千卡 /（千克·天），可根据具体情况进行调整，如预估个体静息能量消耗（REE）或体重。过多地增加能量摄入不仅不能直接补充能量丢失，甚至可使患者高血糖、高血脂等风险增加。

○ 盐的摄入：在急性肾损伤尿量减少的阶段，钠盐的摄入可能增加水分在体内潴留，故此期建议低盐饮食。

○ 警惕高钾血症：急性肾损伤的患者常常出现高血钾症的原因在于，钾主要由肾脏排泄，肾功能不全的患者一般都会有高血钾倾向。高血钾的危害性很大，因为高钾会抑制心脏搏动，患者常会出现不同程度的心脏传导阻滞，最严重时可致心脏停搏。所以，一般急性肾损伤患者出现高血钾趋势时，就应予低钾饮食（少食红色或者深色蔬果，水果中苹果和梨的含钾量相对较低，还可参考"附录 1　食物交换份"）。

❓ **急性肾损伤恢复期患者应该怎么吃？**

当肾损伤因素得到有效控制，急性肾损伤处于恢复期，需要调整饮食方案。组织修复需要大量蛋白质和能量，所以在满足基本需要的基础上，应给予患者充足的营养支持，特别是充足的能量和适当的优质蛋白质饮食 [0.8~1.0 克 /（千克·天）]。此外，有些急性肾损伤（典型的急性肾小管坏死，最常见的急性肾损伤原因）在表现为少尿或无尿之后，会出现尿量的突然增加，可以达到每天 3 000~4 000 毫升，容易合并低血钾、低血钠等电解质紊乱表现。这时，患者要注意适当增加水和盐的摄入，必要时予以适当补液和纠正电解质紊乱，否则容易出现脱水和低血压症状，不利于肾功能的康复。恢复期的急性肾损伤患者体内活性维生素 D 合成障碍，会出现钙吸收不良、低钙血症。同时血磷升高，故给予高钙低磷饮食有助于防治远期骨质疏松的发生。

急性肾损伤与慢性肾脏病一样是可以预防和治疗的，普通人只要注意生活细节、高危人群定期体检、切勿滥用药物、平时注意预防各种感染、注意日常饮食、适当锻炼、平日养成良好的生活习惯等可预防急性肾损伤的发生。

相关阅读

15 急性肾损伤 /44

❤ 急性肾损伤患者需要根据蛋白质分解情况判断营养摄入。

❤ 若肾脏功能受损不严重，患者常无蛋白质过度分解，则少尿期需要限制蛋白质饮食，多尿期则需适量蛋白质饮食。

❤ 若肾脏功能受损较重，伴有中度蛋白质分解情况时，常须适当补充优质蛋白质饮食。

❤ 若肾脏功能受损严重，需要接受肾脏替代治疗时，患者常处于蛋白质分解过度情况，此时需要在医生的指导下补充营养摄入。

❤ 急性肾损伤需注意电解质平衡，少尿时容易出现高血钾，应根据血钾情况考虑电解质摄入量。

❤ 还需注意水分的摄入，当少尿、水肿时需要限制水分摄入，若进入多尿期则应适当增加水分的摄入。

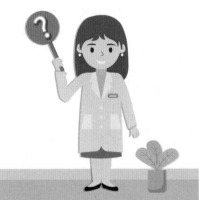

（路燕燕　余　晨）

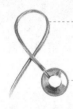

28 尿路感染患者怎么吃

尿路感染（UTI）是由各种病原微生物，如细菌、真菌、支原体、衣原体、病毒、寄生虫等，在泌尿系统中生长、繁殖而引起的尿路急性或慢性炎症，简称尿感。多见于育龄期妇女、老年人、免疫力低下及尿路畸形者，女性尿路感染发病率明显高于男性，尤其多发于性生活活跃期及绝经后女性。尿路感染的发生与饮食、生活习惯、机体抵抗力都有很大关系。

❓ 尿路感染患者怎么吃？

人体对尿路感染存在不少易感因素，也存在许多防御机制。因此，在日常生活中，要养成良好的饮食及生活习惯，尽量避开各种易感因素，充分发挥人体的防御功能。

◦ **多饮水**：尿路感染的患者多有一个不爱饮水的习惯，尤其是老年女性。坚持大量饮水，增加排尿次数及排尿量，对膀胱及尿道具有冲刷作用，有利于细菌及炎症介质的排出。因此，增加每天的饮水量，养成每 2~3 小时排尿一次的好习惯，是预防及治疗尿路感染的有效方法。

◦ **低糖饮食**：众所周知，糖尿病是引起各种院外及院内感染的高危因素之一。①高血糖利于部分细菌的生长，为细菌生长提供了良好的培养基，特别是存在于皮肤及黏膜的条件致病菌。②糖尿病患者细胞内杀菌作用、吞噬功能、中和化学毒素及细胞免疫功能被抑制，机体防御能力减弱，增加了患者的感染机会。③糖尿病合并感染时患者补体生成能力降低，淋巴细胞、免疫球蛋白转化率有所降低，出现体内负氮平衡，使机体防御能力下降。所以，减少富含单糖及双糖食物的摄入及控制血糖不仅对于糖尿病患者，对正常人也是预防尿路感染的良好饮食习惯之一。

◦ **低盐、高纤维、优质蛋白质**：要限制钠盐，少吃含盐量高的加工咸肉、咸菜，避免辛辣刺激食物；多吃水果和蔬菜，尤其合并泌尿系结石的感染更应增加水果和蔬菜的摄入量，可多吃大白菜、山药、南瓜、萝卜、洋葱和西红柿；多食鱼类、鸡及脱（低）脂牛奶等；在感染急性期，优质蛋白质、高维生素及高纤维饮食，有利于疾病恢复。

◦ 多食富含植物雌激素的食物，如大豆类制品等：有报道称，绝经期女性口服雌激素后萎缩的膀胱黏膜明显好转。因此，中老年女性应注意多食此类食物，必要时可在医生指导下适当补充雌激素制剂。

❓ 还有哪些良好的生活习惯？

◦ 不憋尿：憋尿是一种不良的生活习惯，一是导致尿液在膀胱内停留时间过长，易造成细菌滋生；二是膀胱压力过高，可引起输尿管反流，导致肾盂肾炎。许多上班族不得不"久坐"，开会或坐下工作就忘记去卫生间，这是非常不好的习惯。已有膀胱－输尿管反流的患者要养成"二次排尿"的习惯，即每次排尿后数分钟再排尿一次。

◦ 保持会阴清洁：女性尿道结构"短""宽""直"，是导致女性尿路感染高发的先天因素。会阴潮湿，尿道口本身寄存有大量细菌，有些条件致病菌在抵抗力下降或菌群移位后引起尿路感染，所以，保持会阴部清洁，避免非经期使用护垫，着衣清洁、宽松、舒适；避免盆浴、坐浴及公共浴场，尤其对妊娠期女性，每日清洗外阴，更换内裤，在妊娠中、晚期更应注意，加强孕期保健。

◦ 注意性生活卫生：保持良好的性生活习惯，男女任一方有会阴部感染都可以通过性生活传播给对方，所以注意相应卫生习惯及事后立即排尿，也是避免尿路感染措施之一。

◦ 避免局部污染：大肠埃希菌是最常见的尿路感染致病菌，所以养成便后从前向后清洁外阴的习惯，避免尿道口污染。

◦ 加强体育锻炼：增强免疫力及个人体质，避免过度疲劳，也是预防尿路感染的重要方面，良好的身体素质才是对抗各种感染的初始屏障。但在感染急性期，应以加强休息为主，避免过度疲劳消耗体力及营养，影响疾病愈合。但在疾病恢复之后，仍应该坚持体育锻炼，强身健体。

因此，对各年龄段的肾脏病患者，希望都能够提高警惕，从饮食、生活习惯和生活态度等诸多方面进行调整，多饮水，勤排尿，注意会阴部清洁。发现问题及时就诊，以免疾病发展，损害健康。

❤ 尿路感染很常见，女性更要警惕点。

❤ 预防尿感有妙招，清洁卫生要记牢。

❤ 多喝水，少吃糖，蔬菜水果肉蛋奶，大豆蛋白营养好。

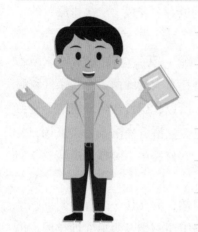

（姜　燕　臧秀娟）

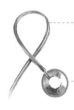

29 多囊肾病患者怎么吃

常染色体显性多囊肾病是最常见的遗传性肾病，也是导致终末期肾脏病的第四大病因。迄今为止，多囊肾病在国内仍缺乏"特效"治疗药物。因此，只有通过饮食及各类药物的综合治疗，才能最大限度地保护肾脏，延缓肾脏病进展。那么，多囊肾病患者应该怎么吃呢？

❓ 如何保证足够的饮水量？

一些患者可能会想当然地认为肾囊肿内都是液体，那么多饮水会不会进一步增加囊肿内的"水分"，使得囊肿变得更大？其实不然。国际上已有许多研究证明，多饮水能够抑制囊肿增长，从而延缓多囊肾病的进展速度。因此，鼓励多囊肾病患者应尽可能多饮水，并且要达到足够多的饮水量。每天尿量至少要达到 2.5~3 升，甚至可以更多，最终目标是使患者排出较多的低渗尿（尿渗透液降低到 280 mOsm/kg·H_2O 以下）。

❓ 如何适当控制蛋白质的摄入量？

蛋白质分解产生的含氮废物，需通过肾脏滤过，大部分从尿液中排出。若肾脏功能受损，则尿素等废物在体内堆积，导致一系列不良反应，如食欲不振、恶心、呕吐等消化道症状；同时这些代谢废物又会进一步加重肾功能的损伤。大量临床研究表明，限制蛋白质摄入能延缓肾脏病的进展，减少代谢毒物的生成和蓄积。所以，多囊肾病患者应适当控制蛋白质的摄入量，推荐每天摄入蛋白质 0.75~1.0 克／千克。为了避免患者出现营养不良，要求其中 50% 以上的蛋白质为优质蛋白质。

对于低蛋白质膳食，有些患者认为低蛋白质就是不吃鸡蛋或者少吃肉，其实所谓低蛋白质是指限制食物中蛋白质的总量，并在总量范围内尽可能减少谷类植物蛋白的比例，增加动物蛋白的比例。因为动物蛋白中含有我们人体所需的必需氨基酸，所以被称为"优质蛋白质"。如果过多限制动物蛋白的摄入量，就会导致人体必需氨基酸不足，造成营养不良。

❓ 如何低盐饮食？

食用盐的主要成分是氯化钠，而钠是人体内必需的电解质之一，对于保持体内水分平衡，调节血压、血容量等具有重要作用。然而，长期摄入过多的钠可能会引起高血压，尤其是多囊肾病患者，随着肾功能的减退，肾脏不能排出多余的钠盐，从而影响水分的调节，造成水肿及高血压。此外，高血压也会加重多囊肾病的进展。因此，多囊肾病患者的钠摄入量应控制在100毫摩尔/天以内，相当于每天6克氯化钠。需要注意的是，除了食用盐之外，各种调味品包括酱油、辣酱、味精、咖喱粉等也含有钠，甚至没有咸味的主食如面包、饼干中也含有钠。对于长期习惯"重口味"的患者，可利用白糖、白醋、酒、花椒、五香、八角、柠檬汁、香菜、葱、姜、蒜等调味品增加食物的可口性。

❓ 如何补充其他营养素？

过去一直认为含咖啡因的食物可能会刺激囊肿增长，但近年来国际上的调查研究并未发现咖啡因对多囊肾病的进展存在显著影响。因此，现在并不完全限制多囊肾病患者食用含咖啡因的食物，但由于咖啡因可能会促进血压升高，对于伴有高血压的多囊肾病患者，还是尽可能控制咖啡因的摄入为宜。

多囊肾病患者一旦出现肾功能异常，肾脏调节水分和电解质的功能减退，可出现高血钾、高血磷等电解质紊乱。如果出现高血钾，应限制含钾丰富食物的摄入，如香蕉、柠檬、橘橙类、紫菜、海带、浓肉汤、鸡精等。此外，现在市场上有一些所谓的"低钠盐""健康盐"或"无盐酱油"，其实是采用了钾盐来代替部分钠盐，对于有高钾血症或已存在肾功能异常的患者，不建议食用。

为了避免出现高磷血症，需少吃磷含量高的食物，如坚果类、蕈类、蛋黄、动物内脏、干豆类及海产品等，在烹调蔬菜、鱼和肉类时，用水焯一下捞出再烹制，也不失为一个降低食物含磷和含钾量的好办法。

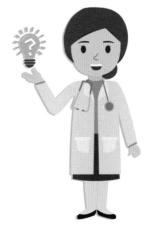

💙 多囊肾病是遗传，积极控制防进展。

💙 增加饮水多排尿，控制血压很重要。

💙 适量蛋白质少吃盐，预防高磷和高钾。

💙 低钠食盐有风险，遵循医嘱最安全。

（汤晓静　郁胜强）

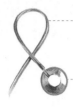

30 腹膜透析患者怎么吃

腹膜透析是一种重要的肾脏替代治疗模式，营养不良在腹膜透析患者中广泛存在。一项横断面研究的结果显示，49.6%的持续非卧床腹膜透析（CAPD）患者存在营养不良，其中8%为重度营养不良。此外，营养不良与腹膜透析患者的预后密切相关，是影响患者生存率的重要因素。

❓ 腹膜透析患者营养不良有哪些原因？

○ 摄入不足：恶心、呕吐和食欲下降引起的蛋白质摄入不足在尿毒症患者中十分普遍。当肾小球滤过率（GFR）下降至25~50毫升/分时，大多数患者就会出现自发性的饮食蛋白质摄入降低。加之在尿毒症期出现的代谢性酸中毒，以及在治疗上低蛋白质饮食，可导致很多患者进入腹膜透析前已经存在营养不良。

○ 丢失增加：一般腹膜透析患者每天经腹膜透析液丢失5~15克蛋白质、2~4克氨基酸，腹膜高转运者丢失可能更多。研究显示，腹膜透析液的白蛋白丢失量与患者的血清白蛋白水平有显著的统计学相关性。

○ 体内蛋白质合成、分解及丢失的失衡：研究显示，相对健康的一部分腹膜透析患者的白蛋白合成代谢水平较正常人更高，从而正常的白蛋白水平得以维持，而另一部分患者白蛋白的合成代谢没有相应地提高，甚至降低，这时就会出现低白蛋白血症、蛋白质营养不良的表现。有学者提出，慢性肾功能不全患者往往处于微炎症状态，且炎症与低蛋白血症和营养不良密切相关。

基于以上腹膜透析患者营养不良的原因，饮食治疗是腹膜透析的重要干预措施。普遍认为腹膜透析患者需要忌蛋白质、忌盐、忌水，那不就没啥可吃了？其实这种观点是片面的。

❓ 腹膜透析患者应该怎么吃？

○ 保证蛋白质的摄入：腹膜透析时蛋白质易丢失，为了维持人体肌肉、各种酶、血细胞等代谢的需要及抗病能力，必须保证足够蛋白质的摄入量，即要求患者蛋白质的摄入量为 1.0~1.2 克 /（千克·天），要以优质蛋白质为主，如鱼、瘦肉、牛奶、鸡蛋等含必需氨基酸丰富的动物蛋白。

但应注意的是含蛋白质较高的食物同时含磷也较高，透析患者因肾功能衰竭不能将磷排出体外易发生高磷血症，高磷血症可以导致继发性甲状旁腺功能亢进、肾性骨病及软组织钙化等，表现为骨脆而易折、皮肤瘙痒难忍等症状，因此要求患者在进食含磷高的食物时，需同时嚼服磷结合剂。多吃富

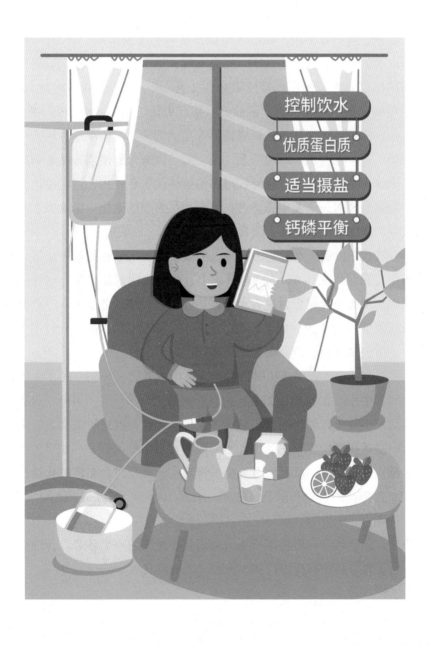

含膳食纤维的食物如苋菜、芹菜或适量的魔芋等则可以保持大便通畅，减少磷的结合。含磷高的食物如坚果、动物内脏、虾米（虾皮）、豆类、芝麻酱等。相对含磷少的食物如：新鲜蔬菜、新鲜水果、马铃薯、山药、芋头、红薯等。

当然，蛋白质摄入量也不是越多越好，尿毒症患者蛋白质摄入过高不但不能得到与其相应的氮平衡改变和血清白蛋白浓度上升，反而会导致恶心、呕吐、食欲下降等消化道症状，以及高磷血症，这是因为体内毒素水平过高，透析治疗不能充分清除之故。

◦ 限盐：盐是氯化钠，钠摄入增加，患者会感到口渴，增加体液摄入，造成体内水钠潴留，引起高血压、心力衰竭、肺水肿等临床症状。对于少尿和无尿的腹透患者，钠摄入量应限制在 2 克 / 天（约为食盐 5 克）。避免食用含钠高的食物，如咸猪肉、酱油、泡菜、火腿、咸菜、梅干菜、榨菜等，而且豉油、味精、蚝油及各种现成酱料等高钠调味品也应尽量少用。可用胡椒粉、醋、糖、五香粉、八角、葱、姜、蒜、辣椒等低钠调味品来增味。如果患者进食含钠高的食品，将导致过多的液体潴留在体内，这时可用高渗透析液加强超滤。但长期使用高渗透析液会加快腹膜的老化，影响患者的远期透析效果，所以应该限制高含盐食品的摄入。

◦ 合理饮水：摄入水量应根据每天的腹膜透析出量和尿量来决定，如腹膜透析出量和尿量之和在 1 500 毫升以上，患者无明显高血压、水肿等，可正常饮水。少尿或无尿患者进食水分要少些。每天摄入的水分＝ 500 毫升 + 前 1 天的尿量 + 前 1 天的腹膜透析净超滤量。如患者摄入的水分过多可引起高血压、组织水肿和心力衰竭等症状。

◦ 补充维生素：腹膜透析时常有水溶性维生素的丢失，可进食富含 B 族维生素和维生素 C 的食物，如全谷物、新鲜蔬菜、水果等，另外，腹膜透析患者高血钾不常见，因腹膜透析液是不含钾，每次更换透析液都有一部分钾被排入腹膜透析液中。有尿的患者不必限制食物中钾的摄入，如果患者蛋白质摄入低，饮食不好，反而常常发生低钾血症，需要进食高钾的食物或给予钾制剂。含钾高的食物有蘑菇、红枣、香蕉、柚子、西红柿、土豆、柑橘、干果、巧克力、坚果等。

总之，科学饮食对腹膜透析患者来讲是很重要的一个环节。合理的饮食结构，对于肾脏病的病程维持和改善有重要的意义。

相关阅读

43 肾脏病患者能吃肉吗 /139

53 肾脏病患者怎样选择盐 /166

腹膜透析好方式，营养不良要重视。

优质蛋白质占主导，高钠食物需减少。

钙磷摄入要平衡，维生素也少不了。

饮水总量都记牢，出入平衡很重要。

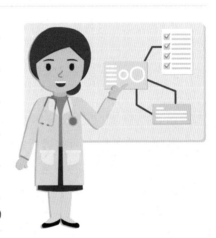

（倪兆慧　张　珍）

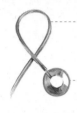

31 血液透析患者怎么吃

由于血液透析饮食有特殊要求，血透患者不可能像正常人那样饮食随心所欲。患者需要摄取足够的营养以弥补血液透析治疗造成的营养丢失，但对透析清除有困难的物质应尽量减少摄入，并且要在医生、护士和营养师的共同指导下，合理、科学和快乐地饮食。以下主要针对血透患者饮食的常见问题进行解答。

❓ 是不是少吃东西就可以?

透析患者需限制饮食，但是"限制"不等于完全不吃，需对饮食进行合理的搭配。从"什么都不敢吃"到"合理放开饮食"，合理补充蛋白质和其他营养物质，保证身体健康和生活质量。

❓ 怎么喝水?

原则上透析患者两次透析之间体重增加不超过干体重的 5%。合并有尿少、水肿、高血压、心力衰竭等的血透患者，必须严格控制进水量。维持性透析患者一般每日进水量 = 前日尿量 +500 毫升，食物含水量也需计算在内，运动量增加、出汗较多时可再增加 200 毫升。

透析患者饮水小窍门：饮水时可将一日饮用水的量用固定容器装好然后平均分配；为减轻口渴感，应避免饮浓茶、浓咖啡，可在饮品中加入柠檬片或薄荷叶，也可将部分饮品做成冰块，含在口中。

❓ 怎么吃盐?

透析患者钠摄入量过多会导致透析间期体重增加过多、高血压、水肿和心力衰竭，因此需控制钠盐的摄入。一般血透患者摄入的食盐是每天 1.5~2 克，如果一天当中有 1 升尿，可以增加 1 克食盐。简易的计算方法：每周透析 2 次，尿量小于 500 毫升 / 天，盐的摄入应少于一牙膏盖的量（2 克）。每周透析 3 次，尿量大于 1 000 毫升 / 天，盐的摄入应少于一啤酒瓶盖的量（6 克）。

患者应参照食物含盐量表选用低盐饮食。尽量少食用已加工好的熟肉制品、各种酱菜、各种蜜饯和某些调料如味精、黄酱、酱豆腐、麻酱、酱油（每 6 毫升酱油含 1 克钠盐），做菜时改用无盐酱油或改变烹调的制作方法，并添加其他调料以减少食盐的使用，吃饭时不要将炒菜剩的菜汤一并食用。炒完菜后再加入盐也是避免盐分摄入过多的好方法。

❓ 如何预防高钾血症？

血液透析患者摄入过多含钾高的食物会引起高钾血症，导致严重的心律失常，甚至心搏骤停，危及生命，所以需预防高钾血症。

血透患者钾的摄入量应为每天 1.5 克左右，最多不超过 2 克，如果每天尿量大于 1 500 毫升，则可以适当放宽。

高钾的食物包括：①蔬菜类：菌菇、百合、竹笋、菠菜、大蒜、板栗。②调味品：低钠盐、鸡精、番茄酱、低钠酱油。③加工食品：蔬菜汁、水果

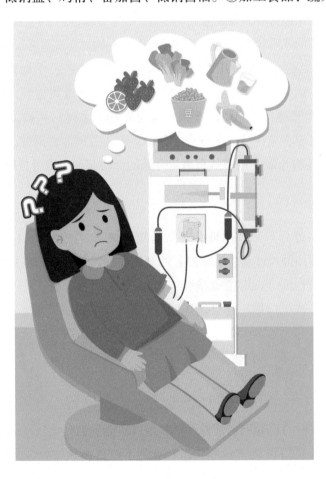

汁、水果干、药膳汤、运动饮料。④水果类：香蕉、桂圆、樱桃、柠檬、哈密瓜。而低钾食物包括：红薯、鸡蛋、牛奶、粉丝、淀粉、米饭、低蛋白米、藕粉、苹果、菠萝、甘蔗、鸭梨、西瓜、冬瓜、丝瓜、佛手瓜、西葫芦。含钾量低的食物，如果进食过量，同样可以引起高钾血症。

还可以采用一些方法减少食物中的含钾量，在烹调时，可将生蔬菜切开洗涤、浸泡或焯后再烹调，可去除一些钾，食用就会相对安全一些。还可以准备一些降钾药物，在食用蔬菜、水果较多时服用。运动排汗及排便顺畅可以帮助排钾，低温冷藏食物比新鲜食物含钾量少 1/3。

由于高血钾有很大危险，患者应该知道高血钾的临床表现。在食用较多高钾的食物后出现口唇或肢端麻木、四肢无力等症状时，应及时到医院就诊。

❓ 如何饮食补钙？

血液透析治疗中普遍存在钙磷代谢紊乱的问题，如高磷和低钙及继发性甲状旁腺功能亢进等并发症的发生。

血透患者的钙需要量为每天 1.0~1.5 克（不超过 2 克 / 天），磷的需要量为每天 0.6~1.2 克。避免食用高磷食物（如蛋黄、内脏、干豆类、坚果、乳酪、巧克力、菌菇等）。需注意，一般含钙高的食物含磷也高，因此，应注意食品中的含钙与含磷物质的比例。肉类先过水去汁后再炒，可去除部分磷。炖排骨时应将其在清水中煮沸 3 分钟，弃水后再加水熬炖，可除去肉中磷 1/3~1/2。还有市场上已有透析患者专用的低磷制剂，但价格较高。

❓ 怎么吃肉？

对肉类的过分限制会出现必需氨基酸的缺乏，使血浆蛋白低下，加重身体外周水肿；摄入过多会加重患者的氮质血症，使血磷浓度增高。故应注意摄取优质蛋白质（含必需氨基酸丰富），如肉、蛋、鱼、禽、奶类、大豆的蛋白质为优质蛋白质，并且选择低磷 / 蛋白质的食物。磷 / 蛋白质，即每100 克某种食物中含有的磷（毫克）与所含有的蛋白质（克）的比值。鸡蛋白即是低磷 / 蛋白质的食物。

❓ 透析过程中是否可以饮食？

维持性透析治疗的患者营养不良和蛋白质能量消耗比较常见。在血液透析期间适量饮食可以改善营养状态，有利于改善血糖、增强与健康有关的

表　食物中的蛋白质含量

食物	蛋白质（克）
一碗米饭	6
四片面包	10
一碗蔬菜	1
一两肉	7
板豆腐	7
240毫升豆浆	7
240毫升牛奶	8
一颗蛋	7

生活质量。透析中饮食的不良后果包括餐后低血压和其他血流动力学不稳定性、误吸风险、胃肠道症状、卫生问题等。对透析过程中易低血压、易腹泻、常咳嗽的患者不建议透析时饮食。

相关阅读

34 肾脏病合并水肿患者怎么吃 /115

38 肾脏病合并高钾血症和低钾血症患者怎么吃 /126

39 肾脏病合并高磷血症和低磷血症患者怎么吃 /128

💙 血透饮食要合理，随心所欲可不行。

💙 饮水总量需限制，腌腊制品避免吃。

💙 高钾血症可致命，钙磷比例要注意。

💙 优质蛋白质很必要，均衡营养效果好。

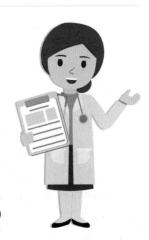

（刘　剑）

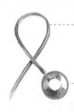

32 肾移植患者怎么吃

肾移植是肾脏替代治疗的方法之一，也是一种终末期肾脏病患者的有效治疗方法。随着肾移植患者的逐渐增多，移植后患者的营养问题也越来越受到关注与重视。肾移植术后，随着新移植的肾脏开始发挥功能，代谢产物及毒素逐渐排出体外，患者精神及食欲会随之改善；同时，患者也需要长期服用糖皮质激素等药物，对食欲稍有促进。另一方面，家属也希望患者早日康复，常会产生需要好好进补的念头，但对于肾移植患者而言，需要在饮食上有所禁忌，注意合理营养，平衡膳食，这样才能更好地保护新肾脏的功能，提高生活质量。

❓ **肾移植患者有哪些忌吃的食物？**

一些补品会增加机体的免疫力，因而干扰免疫抑制剂的作用，甚至诱发排斥反应。因此忌用提高免疫功能的食物及保健品，如人参、灵芝、蜂王浆、冬虫夏草等，以免影响免疫抑制的平衡作用。

患者应禁食西柚，因其会影响他克莫司、环孢素等免疫抑制剂的药物代谢，导致浓度过高，出现毒副作用。

患者也应戒烟禁酒，因吸烟易致呼吸道感染、心血管系统疾病。酒精可干扰免疫抑制剂的药物吸收和代谢，增加肝脏及肾脏负担，增加心脑血管疾病及痛风发作的风险，损害胃黏膜等。

❓ **肾移植患者要限制哪些食物？**

◦ **食盐**：大量盐的摄入可以导致或加重高血压，同时也加重患者的肾脏负担。因此，高血压的肾移植患者每天盐摄入量不超过 6 克，有严重高血压患者每天盐摄入量不超过 2 克。

◦ **糖类**：肾移植患者由于需要服用大剂量糖皮质激素，会影响糖代谢，导致血糖升高，甚至出现类固醇性糖尿病，因此对糖类的摄入需要适当限制，糖类占总热量的 50%~60%，避免食用富含单糖、双糖的食物。

○ 腌制类：腌制类食品有致癌物质"亚硝酸胺"，且腌制类物质盐分含量较高，在增加肾脏负担的同时，还有可能导致高血压。因此患者应少食用腌制类食品。

○ 油炸类：油炸类食品色、香、味俱佳，但因其食品热量高，经常食用会导致肥胖、高脂血症及心血管疾病。心血管疾病是肾移植患者不良预后的高危因素，因此需限制此类食品的摄入。同时，油炸还会破坏食物的维生素、使蛋白质变性，产生致癌物质，因此应尽可能少吃。

○ 烧烤类：该类食品含有"3,4-苯并芘"，是三大致癌物之首，烧烤也会使蛋白质变性，使蛋白质的利用率降低，增加肾脏负担，因此该类食品也要限制食用。

❓ 肾移植患者应该吃什么食物？

○ 蔬菜和水果：肾移植患者应多吃新鲜蔬菜和水果，推荐蔬菜每天摄入量 300~500 克，水果 200~350 克。因蔬菜和水果中含有丰富的维生素、纤维素和多种矿物质。水果最好在两餐间食用，带皮的水果要洗净和削皮。

○ 蛋白质：肾功能恢复正常的患者，蛋白质可每天给予 1.2~1.5 克 / 千克。其中优质蛋白质需占总量的 50%~70%。动物蛋白是理想的优质蛋白质供给，"吃畜肉不如吃禽肉，吃禽肉不如吃鱼肉"。患者可多吃瘦肉、去皮鸡肉、去皮鸭肉和鱼类。鸡蛋中也含有丰富的蛋白质，患者多吃鸡蛋（去蛋黄）。大豆蛋白已被认为是植物中的优质蛋白质，所以豆制品也可以适当摄入。若肾移植术后患者的肾功能未完全恢复正常，则需要根据患者血肌酐值计算 GFR 水平，根据 GFR 高低调整患者每天蛋白质摄入量。

○ 牛奶等奶制品：牛奶中既含有蛋白质，又可以补充钙质，由于肾移植患者长期服用糖皮质激素，容易发生骨质疏松，而患者又需控制脂肪摄入量，故应选用高钙低脂或脱脂牛奶。酸奶具有调节体内微生物平衡的作用，且更易被消化吸收，但不宜食用过多，以防增加肾脏负担。

总之，肾移植术后患者控制饮食的原则是适量水盐、适当热量、低糖、低脂肪、高维生素和适量优质动物蛋白。每天摄入的食物量要适量，维持理想体重，同时也要注意食物洁净，避免吃变质过期的食物。为方便患者掌握营养合理的平衡膳食，可以将食谱简记为"六个一"：即每天一杯脱脂牛奶，一个去黄鸡蛋，100 克瘦肉，一斤蔬菜水果，一斤左右的饭，大豆及其制品摄入量为相当于大豆 25 克以上。

💚 肾移植后食欲好，饮食原则要记牢。

💚 西柚对药有干扰，烟酒补品都戒掉。

💚 水盐摄入要适量，低糖低油低脂肪。

💚 优质蛋白质营养高，蔬果牛奶不能少。

💚 肾移植术后患者越早掌握合理平衡营养膳食，越有利于恢复饮食健康，保护肾脏功能，提高生活质量，回归社会。

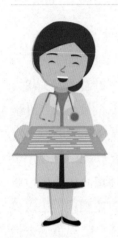

（倪兆慧　戚超君）

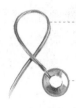

33 肾脏病合并高血压患者怎么吃

高血压是慢性肾脏病常见的病因之一，同时慢性肾脏病又会并发高血压或加重原有高血压的程度，两者之间存在着复杂的因果关系，肾功能下降一般都会伴随血压升高，而持续的高血压会加速肾脏病的进展。不仅如此，高血压还是多种心、脑血管疾病的危险因素，血压控制不佳可引起心肌梗死、心律失常、心脏瓣膜病、心力衰竭和卒中等。因此，控制好血压不仅可延缓慢性肾脏病的进展，还可预防心、脑血管疾病等慢性肾脏病常见并发症的发生。

❓ 慢性肾脏病患者的血压控制目标是什么？

一般认为，有中到重度蛋白尿的慢性肾脏病患者应将血压控制在130/80 mmHg 以下，但调整血压控制水平应该个体化。因此，医生可能会根据每个患者的实际情况选择不同的血压控制目标值。

❓ 肾脏病合并高血压患者怎么吃？

除了遵医嘱服用降血压药物治疗外，饮食治疗也是高血压重要的干预手段。

饮食干预主要包括饮食结构的调整和限制盐的摄入等。应注意控制高热量饮食的摄入，少吃高脂及高胆固醇食物，如油煎油炸的食物及猪肉和动物内脏等，多吃全谷食物、蔬菜、水果和低脂乳品，因这类食物富含纤维、钙、钾和蛋白质，有利于血压的控制。烹饪米饭时可加入糙米、荞麦米、燕麦米、黑米等粗粮，面包、馒头可食用全麦面包、玉米馒头等。膳食中应包含一定量的动物蛋白，如鸡蛋、牛奶、牛羊肉、鱼肉等。

盐摄入过多可显著加剧慢性肾脏病患者的高血压。肾脏通过精确调控钠的排出来调节血压，使得我们的血压不会因盐摄入多少而有大的波动。但当肾脏功能受到损害后，肾脏清除钠的能力下降，使得体内钠平衡发生紊乱，因此控制盐的摄入对于控制慢性肾脏病患者的高血压至关重要。目前推荐慢性肾脏病合并高血压的患者每日盐的总摄入量为 3~5 克，盐的选择可考虑海盐。需要注意的是酱油、味精、蔬汁鲜、蒸鱼豉油中也含有盐，应减少食用。腌制品更是盐分的"重灾区"，千万不要吃。如您追求食物的美味，可考虑加醋、柠檬和适当的辣椒来进行调味。

另外，水分的控制也十分重要，尤其是少尿或无尿的严重肾衰竭患者，应该较为严格地控制水分摄入。每天的水分摄入量大约为尿量 +500 毫升，如遇到较为炎热的天气或发热，因出汗较多可适当放宽饮水量。应注意水分摄入量不单单指饮水量，也包括所有液体食物的摄入，如牛奶、汤、果汁和茶等，以及含水丰富的固体食物如水果。总而言之，肾脏病合并高血压不仅需要降血压药物的治疗，患者的自我血压监测和饮食管理也同样重要。只有您积极地参与到血压管理中来，才有可能将血压控制到目标范围。

相关阅读

53 肾脏病患者怎样选择盐 /166

💙 肾病合并高血压，疾病进展风险大。

💙 科学饮食很重要，降压目标个体化。

💙 高油高脂要避免，蔬果粗粮多吃点。

💙 严格控制水和盐，既能益寿又延年。

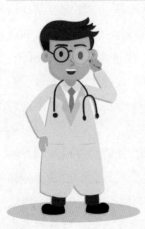

（邓芳菲　郭志勇）

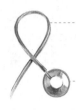

34 肾脏病合并水肿患者怎么吃

水肿是指各种原因导致过多的液体在人体组织间隙积聚，引起组织肿胀。当液体超过体重的 4%~5% 时表现为显性水肿。正常人体中，血管内液体的滤出和组织液的重吸收常保持动态平衡，因而组织间隙无过多液体，不会引起液体积聚。导致水肿的因素有：①毛细血管静水压升高。②血管内血浆胶体渗透压下降。③组织液胶体渗透压升高。④炎症等原因引起的毛细血管壁通透性增加。⑤淋巴液回流障碍。

肾脏具有多种生理功能，包括排泄代谢产物，调节水、电解质、酸碱平衡，维持机体内环境稳定等功能。当出现肾损伤时可能引起水、钠潴留，导致水肿。肾源性水肿可能与以下因素有关：①大量蛋白尿流失，血清白蛋白降低，血浆胶体渗透压下降，液体从血管内外渗致组织间隙，引起肾脏病性水肿。②管 – 球失衡：肾小球滤过率下降，肾小管重吸收功能正常，导致水钠潴留，表现为肾炎性水肿。③各种因素导致肾实质缺血，激活肾素 – 血管紧张素 – 醛固酮系统，导致水钠潴留，进一步加重水肿。

"民以食为天"，中国人最讲究"吃"。但对于慢性肾脏病合并水肿的患者，"吃"却成为艰难的选择。这就要求患者及家属掌握正确的营养知识，减轻水肿，改善肾功能。

❓ 如何摄入水和钠盐？

食用盐主要成分为氯化钠，钠作为人体必需的电解质之一，对于保持体内水分平衡，调节血压、血容量具有重要意义。

无论肾炎性水肿或肾脏病性水肿，由于水钠潴留而导致细胞外液增多。均应限制钠盐的摄入，因为钠盐不仅直接加重肾脏负担，而且钠摄入过多引起的水肿和高血压都是肾脏病加重的危险因素。建议慢性肾脏病患者的钠摄入量应控制在 90 毫摩尔 / 天以内，相当于每天 5 克氯化钠。伴有严重水肿时建议低盐饮食，即每日钠摄入量 <2 克，但需同时监测血钠水平。需要注

意的是，各种调味料如酱油、味精、辣酱等和重口味零食如面包、饼干大多含钠，应尽量少吃甚至不吃。此外，市面上有些"低钠盐""健康盐""无盐酱油"，其实均采用钾盐代替钠盐，对于水肿合并高钾血症的慢性肾脏病患者，建议避免食用。

对于慢性肾脏病患者来说，肾脏调节水、电解质功能减退，出现尿量减少，继而出现水肿、高血压等，需要控制水分的摄入，建议按照前日尿量+500毫升作为当日的饮水量。需要强调的是，汤类、牛奶、粥类及水果等均含有一定量的水分。

❓ 如何摄入蛋白质？

肾病综合征患者，大量蛋白尿流失，血清白蛋白降低，血浆胶体渗透压下降，液体从血管内外渗致组织间隙从而引起水肿。摄入富有蛋白质的食物，对纠正低蛋白血症有一定作用。如患者每天从尿中丢失 10 克蛋白质，大致相当于排出 200 毫升以上血浆中的清蛋白，这种丢失量显然超过了体内蛋白质的合成。但想要通过增加蛋白质摄入改善此类水肿是不可取的，因为对于肾病综合征患者来所，蛋白质摄入越多，通过尿液流失的蛋白质也越多，这样不仅不能纠正低蛋白血症，反而对肾功能有损害。具体建议可参考"25 肾病综合征患者怎么吃"。

蛋白质分解产生含氮废物，需通过肾脏滤过，大部分从尿液排出。当肾功能受损，尿素等废物在体内堆积产生一系列不良反应，进一步加重肾脏损害，加重水肿。所以即需要对某些肾脏病患者采用限制蛋白质摄入，又需要防止出现营养不良。推荐摄入的 50% 以上的蛋白质为优质蛋白质，通常为动物蛋白（大豆及大豆制品中的蛋白质也是优质蛋白质，可以食用）。在总蛋白质摄入量限定的前提下，减少植物蛋白摄入量，用动物蛋白（鸡蛋、牛奶、鱼肉等）加以补充，可以满足身体的需求，同时延缓肾脏病的进展。

❓ 如何保证充足的热量？

肾脏病患者需要控制蛋白质的摄入，但必须保证摄入充足的热量。如果长期热量供应不足，身体就会动员蛋白质来满足生命活动所需要的热量，反而产生更多的蛋白质代谢废物，加重水肿及肾脏恶化速度。

一般情况建议每日每千克标准体重[（身高 −105）]摄入 30~40 千卡（125.4~146.3 千焦）的热量。糖类是提供热量摄入的主要来源，如谷物、水果、根茎类蔬菜等。我们平常食用的米、面含较多"低质量"的植物蛋白，不易被人体有效吸收，但增加肾脏负担。山药、土豆、粉丝、粉条、藕粉等含蛋白质少，且同样能够保证足够热量，建议增加此类食物摄入。淀粉中每 100 克含植物蛋白 0.4~0.6 克，而每 100 克大米、面粉含 6~10 克植物蛋白。除淀粉外，膳食中可以用一些含热量高而蛋白质含量低的食物作为热量来源，如土豆、南瓜、山药等。

💙 肾病水肿挺常见，饮食原则记心间。

💙 精确控制水和盐，重口零食需避免。

💙 适当补充蛋白质，动物蛋白是首选。

💙 少吃一些米和面，各种粗粮助康健。

💙 日常生活中看似微不足道的饮食习惯，却会为慢性肾脏病患者带来巨大的健康收益，赶快行动起来，享用美食，告别水肿！

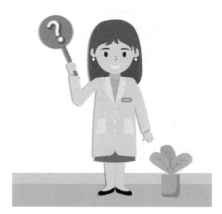

（易　扬　马　骏）

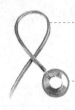

35 肾脏病合并高脂血症患者怎么吃

脂质的代谢受遗传、神经体液、激素、酶及肝脏等组织器官的调节。当饱和脂肪酸摄入过多、脂质代谢障碍、家族史、早期腹部肥胖、缺少活动的生活方式，以及某些继发性疾病时，都可能导致血脂代谢异常，引起高脂血症，可直接引起一些严重危害人体健康的疾病，如冠状动脉粥样硬化、胰腺炎、脑血管疾病等。

❓ 高脂血症对肾脏健康有哪些危害？

慢性肾脏病多伴有脂质代谢异常，蛋白尿、糖代谢紊乱、肾小球滤过率下降、继发性甲状旁腺功能亢进、药物因素，以及透析充分性欠佳等均可能导致脂质代谢异常。脂质代谢异常通过促进肾脏内的动脉粥样硬化及对肾脏细胞的直接毒性，直接或间接促进肾损害的进展，参与肾脏病的发生和发展。大量研究证实，降脂治疗对减轻白蛋白尿，延缓肾功能进展有保护作用，控制脂类的摄入和种类，也是减轻肾脏损伤的治疗之一，合理的饮食对疾病的康复起着重要作用。

❓ 肾脏病合并高脂血症患者怎么吃？

营养治疗的原则：清淡低盐，优质蛋白质饮食，以低脂食物为宜，多吃新鲜绿色蔬菜、水果和纤维素高的蔬菜，同时增加运动消耗，控制体重增长。摄入过多可能导致血脂紊乱加重，过于苛刻的限制，又会造成蛋白质和热量缺乏，导致营养不良症状，营养不良可以导致 CKD 患者免疫功能低下、感染、贫血等，成为 CKD 患者预后不良的重要危险因素。

❓ 哪些食物"碰不得"？

肾脏病患者合并高脂血症，需要限制胆固醇和饱和脂肪酸的摄入，每日摄入脂类提供的热量不超过总热量的30%。而动物内脏（脑、肝、肾）、禽蛋黄（咸鸭蛋黄、鸡蛋黄等），以及一些富含胆固醇及脂肪的海产品（蟹黄、鱼子、虾皮、虾米、墨鱼、鱿鱼等），每100克食物中胆固醇含量都在300毫克以上，尤其是禽蛋黄和猪脑等，胆固醇含量超过1 500毫克，摄入过多可能导致血胆固醇、三酰甘油、低密度脂蛋白胆固醇（LDL-C）升高，继发引起动脉管腔狭窄，形成动脉粥样硬化，增加患冠心病的风险，因此并不适合肾脏病患者的餐桌，需要严格控制摄入的总量和种类。

❓ 哪些食物可以"碰"？

○ **不饱和脂肪酸**：对调节血脂、清理血栓、免疫调节、保护视力等有意义，是对人体健康有益的脂肪酸。大豆类及豆制品，以及核桃、葵花籽、芝麻等食物中，富含不饱和脂肪酸，对于肾脏病合并高脂血症患者健康有益。尤其是大豆类和豆制品，营养价值高于一般植物蛋白。大豆中的蛋白质含量高达40%，富含人体所必需的8种氨基酸，属于优质蛋白质。且不饱和脂肪酸的含量接近85%左右，且不含胆固醇，其丰富的纤维成分有助于促进代谢废物从肠道排泄，一定程度上可以降低心脑血管意外。

○ **胆固醇**：牛奶、海参、鸡胸肉、带鱼、黄鱼、鳝丝等食物中，胆固醇含量较低，也适合高脂血症患者食用。

💗 高脂血症危害大，必须积极控制它。

💗 饱和脂肪胆固醇，肾病患者要限量。

💗 大豆制品好处多，蔬果粗粮准没错。

💗 增加运动和锻炼，健康目标早实现。

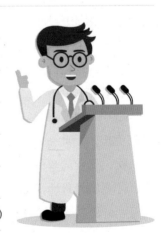

（孙蔚倩　徐旭东）

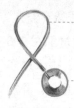

36 肾脏病合并肥胖患者怎么吃

随着人们生活水平的提高和生活方式的改变，肥胖的发生率日益升高，不仅严重影响成年人的外在形象、身体健康、生活质量及寿命，也影响少年儿童生理健康。

❓ 肥胖对肾脏有害吗？

有人说"肥胖的人肾脏也会变胖"，所谓肾脏的"胖"是指肾脏的负担加重，肾脏血流量增加、肾小球滤过增加等"营养过剩"的状态使肾脏自动调节功能受损，不堪重负的肾脏会出现蛋白尿和肾功能不全，称为"肥胖相关性肾病"。另外，肥胖患者往往伴有高血脂、高血压、高血糖和高尿酸血症等，它们均是慢性肾脏病发生发展的危险因素。已有大量流行病学调查发现，肥胖增加慢性肾脏病、终末期肾病、肾结石和肾癌等一系列肾脏疾病的发病风险。

❓ 肾脏病合并肥胖患者怎么吃？

肾脏病合并肥胖患者饮食的总原则是低能量联合优质蛋白质。控制能量的摄入是减肥的基本措施，使总能量低于消耗量以减轻体重，称为低能膳食，构成包括低能量、低脂肪、适量优质蛋白质、含复杂碳水化合物（如谷类、粗细粮搭配）和高膳食纤维等。宜采用选择多种食物、经过适当搭配的平衡膳食，蛋白质、碳水化合物和脂肪提供的能量比应分别占总能量的15%~20%、60%~65%和25%。肾功能不全患者应减少蛋白质的摄入以减轻肾脏负担，因此蛋白质占总能量的比例应更低（应低于15%）。对于肥胖患者来说，比较简单的方法是计算出理想体重，然后按照肥胖患者能量摄入标准，计算出每日所需能量，具体方法如下：

○ 计算每日所需总能量

• 第一步：计算标准体重。标准体重＝身高（厘米）-105。体重在标准体重上下不超过 10% 为理想体重；超过 10%~20% 为超重，超过 20% 为肥胖。

• 第二步：计算每天所需总能量。全天所需总热量 = 标准体重 × 每天摄入热量标准。通过肥胖状况和劳动强度，根据下表判断每天应摄入的能量（千卡 / 千克）。

表　每天应摄入的能量（千卡 / 千克）

体型	体力劳动			
	极轻	轻	中	重体力
正常	25~30	35	40	45
超重	20~25	30	35	40
肥胖	15~20	20~25	30	35

对于一个肥胖患者来说，整体摄入能量指标应较正常人减少。比如：某男，35 岁，身高 170 厘米，体重 88 千克，从事办公室工作，他的标准体重是 65 千克，每日摄入能量标准为 20~25 千卡 / 千克，全天所需总能量 =65 × (20~25) = (1 300~1 625) 千卡。

• 第三步：了解常见食物的热量。比如：100 克瘦肉的热量为 330 千卡，100 克米饭的热量为 120 千卡，100 克葡萄干热量为 340 千卡。了解一些常见食物的热量转换，以便于为自己制订每日饮食计划。

◎ 适量优质蛋白质：过高的蛋白质饮食会增加肾脏的负担，对于肾功能受损的患者，低蛋白质饮食尤为重要，当肾小球滤过率 <60 毫升 / 分，推荐蛋白质摄入量为 0.6~0.8 克 /（千克·天）[透析患者的蛋白质摄入量可达 1.2 克 /（千克·天）]。低能膳食中肾功能不全患者要求蛋白质占总能量 15% 以下，一般为 10% 左右。结合这两点计算每日蛋白质的摄入量，比如刚才这个患者如出现肾小球滤过率 <60 毫升 / 分，则蛋白质提供热量约 1 300 × 10%=130 千卡，1 克蛋白质产能 4 千卡左右，根据肾功能情况该患者蛋白质摄入量应为 65 × 0.6=39 克，39 克蛋白质产能约 156 千卡。

低蛋白质摄入患者每天摄入的蛋白质中，含必需氨基酸较多的优质蛋白质应占 60% 以上，如牛奶、鸡蛋、瘦肉类、鱼类、禽类等。一般来说，植物蛋白中含非必需氨基酸较多而必需氨基酸较少。全日供给的优质蛋白质应均匀分配在三餐内，以便更好地发挥蛋白质的互补作用。

◎ 严格限制糖及脂肪的摄入：高油脂和高糖饮食会对肾脏造成沉重负

担。对于肥胖患者来说，低糖低脂饮食也是减肥的关键。低糖不仅是指要少吃甜食，也指应避免摄入过多的碳水化合物，但适当减少碳水化合物并不意味着越少越好，如果葡萄糖摄入不足，会直接影响各个脏器的能量供应并引发疾病。因此，宜选择复杂碳水化合物（粗粮类）为主，这些物质富含膳食纤维，在体内的消化、分解过程相对缓慢，有益于血糖、血脂的控制，并具有能量密度低、食物体积大、含有较多种类其他营养素的特点，能在满足人的饱腹感的同时，减少能量摄入，提供较丰富的营养，更有利于体重控制。而结构简单的碳水化合物，如蔗糖、果糖、麦芽糖和葡萄糖，摄入后可以迅速被分解、吸收，在体内容易以脂肪的形式贮存，建议减少食用。

脂肪日供给量宜控制在总能量的 25% 左右，尤其要控制动物脂肪中饱和脂肪酸的摄入，如肥肉、带皮的畜禽类、猪油、牛油、羊油等。不饱和脂肪酸对心血管有保护作用，大部分植物油都富含不饱和脂肪酸，如橄榄油、花生油、茶油、菜籽油等。膳食脂肪中，饱和脂肪酸比例不应超过 10%，不饱和脂肪酸占 20%~25%，胆固醇不宜超过 300 毫克／天。

◎ **低盐饮食**：健康人每天盐摄入量应低于 6 克，大多数肾脏病患者每天盐摄入应小于 3 克（具体参考"肾脏病患者都需要低盐饮食吗"）。通常说的盐不仅指食盐中的盐，准确来说，是指钠的摄入，1 克盐约等于 393 毫克钠，3 克盐约等于 1 179 毫克钠，在鸡精、酱油中都含有钠的成分，甚至在甜食中也是含有钠的成分的。所以饮食前，记得检查食物包装中钠的含量。

◎ **补充维生素和适量矿物质**：维生素是生命活动所必需的物质，但低能膳食可能会引起某些维生素和微量元素的不足，因此需补充人体所需维生素，特别是维生素 A、B_1、B_2、B_6、C 及叶酸等对肾功能不全者尤为重要。肥胖患者，如果尿量正常，无肾功能不全，应多食青菜、水果，以获得充足的维生素。如果出现肾功能不全或尿量减少合并高血钾，应适当减少含钾量高的水果和蔬菜的摄入，并且避免咖啡、茶、运动饮料等的摄入。肾功能不全患者易出现低钙血症，而低能饮食可能加重了钙摄入的不足，因此，在每日蛋白质和能量摄入不超标的情况下，可多选择些含钙高的食物（如牛奶、深色蔬菜等），并适当补充维生素 D。

◎ **严格限制饮酒**：每克酒精可以产生 7 千卡能量。酒精容易转化为脂肪贮存在体内，它对人体有用的营养素含量极少，所以应严格限制饮酒。

💙 肥胖增加肾负担，少吃多动要点赞。

💙 低糖低脂低热量，控制钠盐和蛋白质。

💙 微量元素要均衡，酒精饮料不进门。

💙 要想减轻肾负累，体重控制第一位。

💙 相较于其他肾脏疾病，肾脏病合并肥胖的饮食治疗尤为重要，是延缓疾病进展的重要措施，其中细节更为复杂，控制更为严格。因此，为了您的肾脏健康，请重视体重控制！

（周 蓉 蒋 茜）

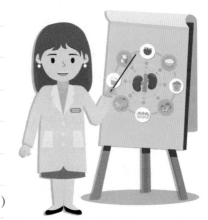

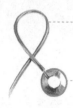

37 肾脏病合并高尿酸血症患者怎么吃

❓ 什么是高尿酸血症?

随着人们生活水平的提高,高尿酸血症(痛风)这种"富贵病"也"飞入寻常百姓家",成为继高血压、高血糖、高血脂后的"第四高",每 10 个人就有 1~2 个患有高尿酸血症。

尿酸是一种小分子的嘌呤代谢的终末产物,主要在肝脏、肌肉中产生,释放入血液循环,通过肾脏和肠道排泄,是人体日常代谢的一部分。近年来,越来越多的研究表明,尿酸代谢的异常不仅会引起痛风,而且与高血压、心血管疾病、慢性肾脏病、糖尿病、肥胖等疾病息息相关。

高尿酸血症的诊断标准是,在正常嘌呤饮食状态下,非同日 2 次空腹血尿酸水平,男性和绝经后女性 >420 微摩尔 / 升(7 毫克 / 分升),非绝经期女性 >360 微摩尔 / 升(6 毫克 / 分升),儿童和青少年血尿酸 >330 微摩尔 / 升(5.5 毫克 / 分升)即为异常。

❓ 为什么饮食对控制高尿酸血症至关重要?

尿酸,一部分来源于机体自身嘌呤代谢,一部分来自摄入的嘌呤类食物。高嘌呤饮食或肾脏排泄尿酸能力不足,都可能导致高尿酸血症。血液中多余的尿酸沉积在关节中就会造成痛风,沉积在肾脏中就会造成肾脏损伤,同时也可增加发生心血管事件的风险。对于合并肾脏疾病的高尿酸血症,肾脏排泄尿酸的能力有所下降,所以从饮食上控制高嘌呤的摄入对降低血尿酸水平显得更为重要。据研究表明,通过控制饮食可降低 10%~18% 的血尿酸水平。

❓ 肾脏病合并高尿酸血症患者怎么吃? 是否需要运动?

○ **健康饮食**:已有痛风、高尿酸血症、有代谢性和心血管危险因素及中老年人群,日常饮食应以低嘌呤食物为主。动物内脏(肝、肾等)中含有大量嘌呤，应该避免食用，如以牛杂或羊杂等作为原材料做的食物，高尿酸血症患者是绝对不能吃的。牛、羊、猪肉等红肉，以及虾蟹等海鲜中嘌呤含量也非常高，平时要限制这一类食品的摄入，控制着少吃。蔬菜、乳制品、蛋的嘌呤含量较低，在总蛋白质摄入控制的情况下推荐多吃这一类食品。同时，富含果糖的谷物糖浆、汽水、果汁、甜品等也会加重高尿酸血症，所以也要戒甜。当然还有日常生活中还有最容易忽略的——酱油、醋等调味汁，这些调味品也富含嘌呤，尤其是江浙一带，传统饮食习惯"浓油赤酱"，这也是非常不利于血尿酸控制的。具体详细到每一种食物的嘌呤含量，可以参考附录中的食物含嘌呤量表。

◦ 多饮水，戒烟限酒：为了稀释尿酸在尿液中的浓度，增加尿酸的排泄，鼓励大家多喝水，不要等到感到口渴再喝，保持每天有 2 000~2 500 毫升的尿量。当然，很多肾脏病患者伴有少尿、水肿等症状，需控制饮水量（具体见"肾脏病患者该怎么喝水"章节），此类患者就不推荐多饮水来控制尿酸水平了，必要时可以服用一些减少尿酸生成的药物。同时提倡高尿酸血症患者戒烟，禁啤酒、黄酒和白酒，如饮红酒应当适量。

◦ 坚持运动，控制体重：适当运动对肾脏病患者的健康是有益的，包括减少患者心血管、糖尿病、肌肉萎缩等并发症，改善抑郁症状，提高生活质量，甚至改善生存率。在运动前，需排除心肌梗死、严重心律失常、心力衰竭、未控制的高血压等运动禁忌，并从低强度、短时间的运动开始，逐步增加运动量，最终可以达到每周 3 次，每次 30 分钟中等强度的运动。为了减少骨骼肌肉损伤，运动前需做好热身，运动时穿着舒适。

💙 尿酸升高需重视，日常饮食要控制。

💙 内脏红肉和海鲜，啤黄白酒要避免，

💙 浓油赤酱嘌呤高，蛋奶蔬菜营养好。

💙 坚持运动控体重，增加饮水记心中。

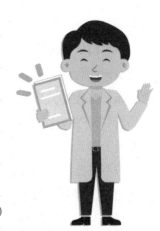

（吴鸣宇　彭　艾）

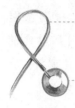

38 肾脏病合并高钾血症和低钾血症患者怎么吃

钾是人体不可或缺的元素之一。肾脏通过尿液排泄体内多余的钾，从而维持正常的血钾水平。因此，一旦肾功能出现损害，血钾水平也容易随之出现异常（正常血钾范围 3.5~5.5 毫摩尔／升）。其中，高钾血症（血钾水平高于 5.5 毫摩尔／升）是肾衰竭患者最为常见而危险的并发症之一。

❓ 高钾血症有哪些症状及危害？

高钾血症的常见症状有：胸闷、手足及口周麻木、皮肤苍白湿冷、心率变慢、疲倦、四肢无力软瘫等，急性发生时易出现严重心律不齐，甚至心搏骤停，危及生命，需要临床医生争分夺秒地紧急处理。这也正是让医生闻"高钾"而色变的原因所在。

❓ 合并高钾血症时怎么吃？

一旦合并高钾血症，患者需要立即就医，医生会采取相应的降钾措施。但是在日常饮食中，患者自身需要注意以下几点：

· 减少甚至避免摄入含钾丰富的食物，如香蕉、坚果、桂圆干、红枣、木薯、木耳、土豆、绿豆、青豆、黄豆、蚕豆等（参考附录"食物含钙磷钾镁量表"）。

· 巧用烹饪方法降低食物中的钾：可以通过冷冻，加水浸泡或弃去汤汁以减少钾的含量。例如绿叶蔬菜通过水煮 2~3 分钟后，再翻炒可减少部分钾的含量；薯类切片后泡水 20 分钟后汁液倒掉不用；超低温冷藏食品比新鲜食品含钾量少 1/3；尽量避免食用菜汤、肉汤，某些中草药汤剂如首蓿，荨麻和蒲公英等会增加血钾水平。

· 不用低钠盐，薄盐酱油及盐替代品：这些调味品中多以氯化钾代替部分氯化钠，钾含量较高。另外，添加剂含量高的食品，如商业烘烤食品和运动饮料，其含钾量较高。

• 在医生指导下减少或停用影响钾排泄的药物：肾素－血管紧张素－醛固酮系统（RAAS）抑制剂（如卡托普利、依那普利等以"普利"结尾，以及氯沙坦、缬沙坦等以"沙坦"结尾的降血压药物），钙调神经磷酸酶抑制剂（如环孢素或他克莫司），保钾利尿剂等。但需要注意的是，切忌患者自行换药、停药或加量用药等。比如，许多慢性肾脏患者长期服用的 RAAS 抑制剂，副作用之一就是可能会引起高钾血症。所以，医生会根据患者病情权衡利弊选择使用。

低钾血症有哪些症状及危害？

低钾血症是指血钾低于 3.5 毫摩尔 / 升，缺钾会导致心跳过速且心律不齐、肌肉无力、麻木、易怒、恶心、呕吐、腹胀腹泻、低血压、精神错乱等症状。必要时需要医师予以药物补钾。

合并低钾血症时怎么吃？

• 可以多吃一些富钾的食物［(参考"附录 3　常见食物成分查询表（患者版)"］。

• 避免吃辛辣食物、刺激性食物、油炸烤制的食物，忌烟酒、咖啡。

♡ 高钾血症很危险，饮食原则记心间。

♡ 香蕉坚果低钠盐，高钾食物要避免。

♡ 冷冻焯水有帮助，换用药物遵医嘱。

♡ 低钾血症也有害，定期抽血勤化验。

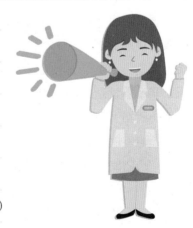

（王　平　黄文彦）

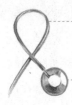

39 肾脏病合并高磷血症和低磷血症患者怎么吃

❓ 什么是磷?

磷是人体的一种重要组成元素,是维持人体正常活动的必不可少的物质,并参与骨骼和牙齿的形成和稳固。磷主要存在于富含蛋白质的食物中,如豆类、奶制品、鱼类、肉类等,但是不同含蛋白质食物中含磷比例也不尽相同,如相同重量的蛋黄、全脂奶、奶酪等食物的含磷量是鸡蛋白、猪羊牛肉等食物的两倍左右。食物中的磷是以三种形式存在,包括无机磷、有机磷及植物酸。

❓ 身体内的磷从哪里来?

不同食物的磷在肠道中的吸收率不同,天然食物中的多为有机磷,约一半的有机磷能被人体吸收,而无机磷几乎完全能被人体吸收,动物蛋白中的磷比植物蛋白和植物酸中的磷更易被吸收。

❓ 肾脏病为什么会诱发低磷血症?

体内的磷主要通过粪便及尿液排出体外,如慢性腹泻就会导致磷排出过多,肾脏病患者如果尿液排磷增加也会引起低磷血症。常见可引起低磷血症的肾脏疾病如下:

• 范可尼综合征:是多种原因导致的肾小管近端功能异常。健康情况下,肾小管近端是尿中磷元素、尿尿酸、尿中氨基酸等物质的回收站,当近段肾小管罢工时,就会出现低磷血症。

• 遗传性疾病(Dent 病、XLS、LOWE 综合征等)。

• 药物因素导致肾小管损伤(核苷类抗乙型肝炎病毒药物、含马兜铃酸中药等)。

• 多发性骨髓瘤。

- FSGS：即局灶性和节段性肾小球硬化疾病。
- 重金属或毒物引起肾小管间质病变。
- 甲状旁腺功能低下（如甲状旁腺切除患者）。

如何发现低磷血症？

其实只要检查血磷是不是在正常范围内，如怀疑肾脏失磷建议同时检查尿磷。正常血磷范围一般是 0.8~1.6 毫摩尔 / 升，当患者存在低血磷时，常会出现肌肉痛、骨痛、肌无力等症状，有的患者身高缩短，出现佝偻病的表现，如 X 形腿、O 形腿、血清骨碱性磷酸酶异常、动作缓慢，甚至发生骨折。

肾脏病为什么会诱发高磷血症？

对于慢性肾脏病患者，当肾功能下降到一定程度，磷从尿液排泄减少，引起体内磷潴留，血磷水平升高。当血磷超过 4.5 毫克 / 分升时即为高磷血症。

高磷血症有哪些危害？

高磷血症与血管钙化、心血管事件、骨折甚至死亡都息息相关。当发生高磷血症后，可以通过低磷饮食、充分透析、药物控制等治疗方法。

血磷异常怎么吃？

○ 含磷高的食物：海带、紫菜、腐竹、豆腐干、菇类、海鲜、动物内脏、巧克力、加工食品等。

○ 含磷中等的食物：面粉、米饭、肉类、奶制品等。

○ 含磷低的食物：苹果、凉粉、葡萄酒、蜂蜜、海参、草鱼、鸡蛋白、河虾、大黄鱼、茄子、西红柿、冬瓜、木耳等。

血磷异常如何治？

○ 找到病因并针对性治疗：如药物引起低磷血症，应立即停药并换用其他替代药物。食物中的磷主要来自蛋白质，每克蛋白质约含 15 毫克的磷，因此低磷血症患者在每天蛋白质摄入不超标的情况下，应该多食高蛋白质、高磷食物，如豆类、奶制品、坚果类等。

○ 肾功能正常的低血磷患者：可以根据自己的喜好补充高磷酸、高蛋白質食物。建议高血磷患者优先吃低磷食物，优先级为：鸡蛋白、蔬菜水果、植物油、黄油、无蛋白质食物＞面包、意大利面、米饭、面粉、玉米片、豌豆、小扁豆＞羔羊肉、兔肉、鸡肉、猪肉、金枪鱼、牛奶、酸奶＞硬奶酪、坚果、蛋黄＞香肠、内脏类、火鸡、虾、鱿鱼、软奶酪类＞软饮料和碳酸盐添加食物，加工的肉类（鸡块等）。

　◦ 高磷血症的患者：建议少吃加工食品，比起新鲜食品未经加工，高度加工的食物磷酸盐含量很高，肠道更容易被吸收。也要避免喝可乐、雪碧等碳酸饮料，少吃乳制品、豆制品、菌菇类、坚果类等。

　◦ 其他：对于高血磷的患者过度限磷会导致营养不良，一般用磷（毫克）/蛋白质（克）衡量饮食中磷的比例更为合适，能够同时关注食物蛋白质和磷的水平，可优选含磷量低而含蛋白质丰富的食物。

💙 血磷排泄靠肾脏，过高过低都不好。

💙 低磷要先找原因，纠正病因再补磷。

💙 高磷血症危害大，饮食控制有方法。

💙 加工食品尽量少，蛋白含量维持好。

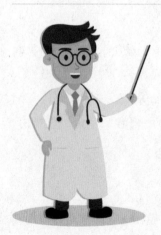

（谢静远　陈　楠）

130

得了肾脏病怎么吃

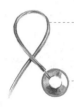

40 肾脏病合并高钙血症或低钙血症患者怎么吃

矿物质代谢异常是各期慢性肾脏病，特别是 3 期以上患者常见的一种临床表现，其中钙磷失衡这一类代谢紊乱最为常见。随着疾病的进展，这一代谢异常往往越发严重，加速肾脏病进展，导致各种并发症出现，给患者带来极大的身心和经济负担。饮食控制联合药物治疗是目前的主要治疗措施。

❓ 什么是钙？

钙是我们人体重要的矿物质元素之一。作为骨骼的主要成分，钙能维持及调节正常的神经肌肉兴奋性，参与肌肉的收缩耦联，维持心脏正常的电生理功能，影响腺体分泌，激活酶、补体，参与凝血过程，同时也作为一些激素的第二信使，参与细胞信号的传递过程。

❓ 钙从哪里来，往哪里去？

以体重 70 千克的成人举例，体内约含 1 300 克的钙，其中 99% 的钙以羟磷酸盐的形式沉积在骨。正常血钙（总钙）浓度：2.05~2.54 毫摩尔 / 升，若血钙浓度 <2.10 毫摩尔 / 升被称为低钙血症，>2.50 毫摩尔 / 升被称为高钙血症。血浆中的钙多以三种主要形式存在：

　◦ 与蛋白质结合：占 47%，其中与白蛋白结合者为 37%；（因此，存在低蛋白血症的患者需要进行钙校正计算）

　◦ 与阴离子结合：占 10%，与磷酸、硫酸、枸橼酸等结合；

　◦ 离子钙：约占 45%，具有重要生理作用。

人体所需的钙主要来源于食物，平均每天摄入 800~1 200 毫克，且几乎都在十二指肠、空肠、回肠吸收。除与蛋白质结合的钙外，血浆中所有的钙都可被肾小球滤过，经 PTH 和 $1,25(OH)_2D_3$ 调节，大部分在肾小管被重吸收。

❓ 肾脏病合并低钙或高钙患者应该怎么吃?

肾脏病患者通过饮食控制和药物治疗的目的是维持正常的血钙水平,以尽量避免高钙血症的发生。

◦ **个体化饮食指导**:俗话说"病从口入",这不仅指要注意饮食卫生,更多的是提醒我们要因人而异,予以个体化的饮食指导。盲目且不科学的饮食对于肾脏病合并低钙或高钙患者而言,将会加重疾病,影响治疗。所以,制订饮食方案时,应根据每位患者的具体情况,考虑肾功能水平、合并症(如是否合并甲状旁腺亢进或低下、转移性钙化、心血管疾病、骨病、糖尿病、高血压病等)、营养状况、摄食及消化能力、饮食习惯等多方面的情况和条件。

◦ **长期坚持,及时调整**:饮食治疗是综合治疗的一部分,要长期坚持。因此,制订治疗方案时,既要强调饮食治疗的重要性,也不能忽略其他治疗的必要性,忽视甚是停用药物等其他治疗措施会带来严重后果,也就是说,饮食治疗绝不能代替药物等其他措施。

◦ **低钙患者饮食的基本建议**:慢性肾脏病患者易发生低钙血症,饮食中应补充钙的摄入,必要时可在医生的指导下配以活性维生素 D_3 的治疗。补充钙的剂量应根据肾功能情况决定,一般建议 GFR>40 毫升 / 分的患者,每天补充元素钙 0.5~1.0 克;10 毫升 / 分 <GFR<40 毫升 / 分时,每天补充元素钙 1.2~1.5 克(包含药物中的钙含量,如含钙磷结合剂、酮酸片)。当然,在补钙时如存在高磷,需同时进行降磷治疗。含钙高的食物包括:牛奶、肉骨头、牛舌、虾、螃蟹、牡蛎、黄鱼、墨鱼、蛤蜊、海蜇、海带、紫菜、海藻、发菜、芝麻、豆腐、黄豆、青豆、腐竹、素鸡、毛豆、芹菜、香菜、荠菜、木耳、醋、茶叶、橄榄等。

◦ **高钙患者的饮食建议**:肾脏病患者出现高钙血症往往提示病情出现变化,需立即停止进食高钙食物、含钙磷结合剂及活性维生素 D_3 等药物,并及时至医院进行相关检查,如甲状旁腺功能及 B 超检查、心血管钙化、骨密度测量、肿瘤筛查等,必要时进行降钙治疗。

♋ 钙的功能可不少，维持平衡很重要。

♋ 饮食方案个体化，药物治疗不能忘。

♋ 低钙患者常高磷，降磷补钙加维生素 D。

♋ 规律复查电解质，高钙血症速就医。

♋ 因此，患者朋友们大家在日常生活中应根据医生的指导调整自己的饮食，这看似微不足道的每一步努力，终将带您拥抱巨大的健康收益，所以请不要再犹豫，现在就行动吧！

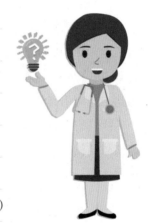

（陆春来　张军力）

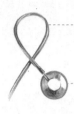

41 肾脏病合并高镁血症或低镁血症患者怎么吃

❓ 镁是什么？ 镁在人体中的作用是什么？

镁是人体必需元素之一，其调节主要由肾脏完成，成人体内镁总量为 21~28 克（1 750~2 400 毫摩尔）。其中 50% 存在于骨骼中，48% 存在于细胞内，在人体细胞内，镁是人体内位于钠、钾、钙离子之后的第四种最常见的阳离子，仅 2% 存在于细胞外液，骨骼肌、心肌、肝、肾、脑等组织含镁量都高于血液中镁浓度。

镁具有多种生理功能，它能激活体内多种酶，抑制神经异常兴奋性，维持核酸结构的稳定性，参与体内蛋白质的合成、肌肉收缩及体温调节；镁影响钾、钠、钙离子细胞内外移动的"通道"，并有维持生物膜电位的作用。

❓ 高镁血症是什么？ 有什么临床表现？

高镁血症是指体内的镁元素过多而导致的疾病状态，血清镁 >1.25 毫摩尔 / 升时即称为高镁血症。除少数医源性因素如大量静脉应用镁制剂，导致进入体内镁过多外，大多是因肾功能障碍引起排泄减少所致，以急性或慢性肾衰竭多见，但一般肾衰竭患者血镁大多仍能维持正常或正常偏高水平，且无高镁血症导致的症状。如果一时摄入过多（如使用抗酸剂）或经其他途径进入体内过多（如使用硫酸镁等），则有可能出现明显高镁血症并出现症状。

高镁血症的临床表现与血清镁升高的幅度及速度有关，短时间内迅速升高者临床症状较重，一般早期表现为食欲不振、恶心、呕吐、皮肤潮红、头痛、头晕等非特异性症状，易被忽略，一旦血清镁 >2 毫摩尔 / 升，那么人体的神经和肌肉系统就会出问题，严重者可能导致呼吸抑制和心跳停搏。

❓ 低镁血症是什么？ 有什么临床表现？

低镁血症是指体内的镁元素缺乏而导致的疾病状态，血清镁 <0.75 毫摩

尔/升时即称为低镁血症。健康人群不容易缺镁，然而肾脏病患者却可以合并低镁血症，如慢性肾盂肾炎、肾小管性酸中毒、急性肾衰竭多尿期，或长期应用袢利尿剂、噻嗪类及渗透性利尿剂等使肾性丢失镁而发生低镁血症。

低镁血症早期表现常有厌食、恶心、呕吐、衰弱及淡漠；加重时可有记忆力减退、精神紧张、易激动、神志不清、烦躁不安、手足徐动症样运动；严重者可有癫痫样发作。另外，低镁血症时可引起心律失常。

❓ 肾脏病合并高镁血症或低镁血症时，应该怎么吃呢？

饮食治疗也是高镁血症或低镁血症的干预措施，那么，得了高镁血症或低镁血症吃什么好，同时又不能吃什么呢？

❓ 高镁血症或低镁血症患者最好不要吃哪些食物呢？

- 尽量少吃辛辣、刺激的食物：如洋葱、胡椒、辣椒、花椒、茴香等。
- 避免吃油炸、油腻的食物：如油条、奶油、黄油、巧克力等。
- 戒烟戒酒，少吃咖啡等兴奋性饮料。

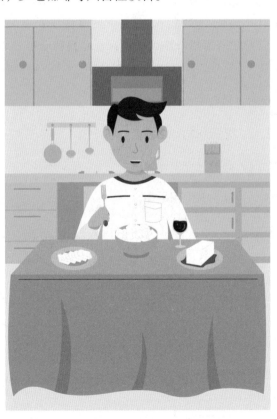

❓ 哪些食物含镁多?

高镁血症患者就应该尽量少吃,而低镁血症患者就应该多吃些呢?

- 多吃含镁多的谷物:如小米、黑米,荞麦、黄豆、蚕豆、豌豆、花生等。

- 多吃含镁多的海产品:如蛤、蛎、松花鱼等。

- 多吃含镁多的水果:如柿子、香蕉、桃子等。

- 多吃含镁多的蔬菜:如油菜、苋菜、菠菜等。

- 多吃乳类与乳制品:牛奶及其奶粉、奶酪、酸奶、炼乳。

- 其他含镁高的食物:紫菜、核桃、虾米、芝麻、蘑菇、坚果等。

饮食注意事项

　　肾脏病合并高镁或低镁血症患者除了应遵照医生的指导进行药物治疗之外,饮食治疗也是干预措施中的重要一环,大家在日常生活中可以慢慢学习改变自己的饮食习惯,这样可以明显减少严重高镁血症或低镁血症的发生,能对防治高镁血症或低镁血症起到辅助治疗的作用。

💙 肾病影响镁代谢,饮食干预是重点。

💙 海鲜蔬果乳制品,坚果谷物都含镁。

💙 高镁血症很危险,静脉补镁要谨慎。

💙 严重低镁需就诊,谨遵医嘱保平衡。

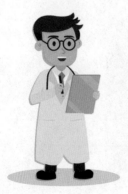

(郇碧波　张黎明)

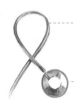

42 肾脏病患者能吃豆制品吗

一直以来，民间一直流传着肾脏病患者不能吃豆类食品包括豆制品的说法，觉得随着肾功能的下降，需要控制蛋白质的摄入量，要尽量选择优质蛋白质，而大豆不适合肾脏病患者食用，那么事实到底如何呢？肾脏病患者能吃豆制品吗？

先说结论：肾脏病患者可以吃豆制品。

2017 年 8 月，国家卫生和计划生育委员会发布的《国民营养计划 (2017—2030 年)》中的《慢性肾脏病患者膳食指导》明确指出：限制米类、面类等植物蛋白的摄入量，采用小麦淀粉（或其他淀粉）作为主食部分代替普通米类、面类，将适量的奶类、蛋类或各种肉类、大豆蛋白等优质蛋白质的食品作为蛋白质的主要来源。

蛋白质的代谢会产生尿素氮、尿酸、血磷等代谢产物，对肾脏病患者来说，随着肾功能的减退，肾小球滤过率的下降，肾脏排泄代谢废物的能力逐渐下降，如果不控制蛋白质的摄入，会进一步导致血肌酐、血尿酸和血磷的升高，加重病情。但蛋白质又是人体新陈代谢必不可少的，摄入不足又会导致营养的缺乏。因此，为了解决这样的矛盾，需要优质蛋白质饮食，在减少代谢废物产生的同时，又满足人体对蛋白质的需要。

❓ 什么是优质蛋白质呢？

蛋白质由氨基酸组成，部分氨基酸人体能够自身合成，而另一部分氨基酸只能从食物中获取，这些必须从食物中获取的氨基酸叫必需氨基酸。优质蛋白质中必需氨基酸含量高、氨基酸比例和人体接近，易于被人体吸收利用。牛奶、鸡蛋、瘦肉等动物蛋白是优质蛋白质，而植物中所含的蛋白质是非优质蛋白质。但是，大豆虽然是植物，但其氨基酸组成与牛奶蛋白质相近，除蛋氨酸和甲硫氨酸略低外，其余必需氨基酸含量均较为丰富，氨基酸比值比较接近人体需要，所以大豆蛋白也属于优质蛋白质。

另外，大豆蛋白在富含必需氨基酸的同时，胆固醇含量也较一些动物蛋白低，且大豆富含不饱和脂肪酸、B族维生素、大豆异黄酮等，对高胆固醇的肾脏病患者来说，更为健康。

既然大豆蛋白有这些优点，那么肾脏病患者是不是可以放心的食用豆制品呢？那也不是。豆制品中，同样含有嘌呤、钙、磷、钾等成分，对于尿酸、血钙、血磷、血钾高的肾脏病患者，也需注意。

此外，豆类的不同加工方法，蛋白质的消化率也不同。煮大豆的蛋白质消化率为65%，全脂豆粉的蛋白质消化率为75%~92%，脱脂大豆粉的蛋白质消化率84%~90%，豆腐的蛋白质消化率为93%，大豆分离蛋白质消化率为97%。而对豆类进行研磨、水煮等加工后，豆制品中嘌呤和钙、磷会有一定程度的减少。需要指出的是，经过加工，制成豆腐后，其嘌呤含量会有明显的下降，其含量低于肉类鱼类。对于肾脏病患者来说，豆腐和豆浆是较为理想的豆制品。但是，有些豆制品在加工过程中会添加大量的盐和油，如腐竹、豆皮等，不建议肾脏病患者食用。

因此，肾脏病患者需要根据自己的情况，适当食用豆制品，选择合适的量和合适的加工方式。在全天蛋白质、嘌呤、钙、磷摄入不超标的情况下，用部分豆制品来替代动物性食物，反而更有利于肾脏病患者的健康。

综上所述，对于慢性肾功能不全的患者来说，豆制品可以吃，但不能放开吃，具体需根据自己的肾功能水平，血钾和血磷情况，在医生和营养师的指导下合理安排自己的膳食。

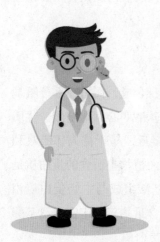

💙 大豆虽是植物，但也属于优质蛋白质，因此肾脏病患者可适量摄入豆制品。

💙 但大豆中同时含有嘌呤、钙、磷、钾等成分，故不可过量饮食。

💙 合理的加工可使豆制品更利于肾脏病患者食用。

（缪千帆　徐　虹）

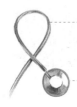

43 肾脏病患者能吃肉吗

对于肾功能减退的肾脏病患者来说，低蛋白质饮食是主要的选择。如何选择蛋白质呢？氨基酸是蛋白质的主要组成成分，人体需要 20 种氨基酸来维持生命，其中成人体内不能合成，需要从食物中获得的 8 种氨基酸，叫必需氨基酸。肉类富含必需氨基酸，属于优质蛋白质，并且富含 B 族维生素，是铁和锌的主要来源，所以肾脏病患者可以适当摄入肉类。但可以吃不等于随意吃，与植物性食物相比，肉类脂肪、磷等含量更高，且制作过程中更易添加各种添加剂，因此应该学会合理吃肉。

❓ 肾脏病患者如何吃肉呢？

○ 根据肾功能和蛋白尿的情况，将肉类计入每天蛋白质的总摄入量：以体重为 60 千克举例，说明肾脏病患者每天应该摄入的蛋白质总量。一般来说，需要结合肾功能（用肾小球滤过率，即 GFR 来表示）考虑，当肾脏病在 1~2 期［GFR ≥ 60 毫升 /（分钟·1.73 平方米）］，推荐每天摄入蛋白质 48~60 克［即 0.8~1.0 克 /（千克·天）］；当慢性肾脏病在 3~5 期［<60 毫升 /（分钟·1.73 平方米）］且没有进入透析，每天摄入 36~48 克蛋白质（即每天 0.6~0.8 克 / 千克）。研究发现，摄入太少蛋白质（每天少于 0.3 克 / 千克），不仅对控制病情没有明显的好处，长期下去还有可能导致营养不良。如果摄入蛋白质过少，需要补充口服复方 α- 酮酸，后者可与含氮废物结合生成人体所需的必需氨基酸。透析治疗会造成体内蛋白质丢失，除了通过饮食补充身体所需的蛋白质，还要补充透析治疗丢失的蛋白质。对于透析治疗的患者，每天的蛋白质摄入量需要增加到 60~72 克［即 1.0~1.2 克 /（千克·天）］。无论是血液透析或是腹膜透析，优质蛋白质的摄入量应大于蛋白质摄入总量的 60%。当然，每天的蛋白质摄入量还需结合实验室检查结果来确定，具体可以参考"9 读懂化验单"。不仅是肉，其他食物如乳制品、植物等也含蛋白质，因此计算蛋白质摄入总量时，也不能遗漏其他食物中含有

的蛋白质。为方便计算食物中的各种营养物质含量，可参考"附录1 食物交换份表"，如一份乳制品含有 4 克蛋白质，一份肉类含有 7 克蛋白质。

○ 白肉优先，红肉选瘦，避免选择添加剂含量多的肉：很多肾脏病患者合并血脂偏高或心血管疾病，需要减少脂肪摄入，所以应该多选择鱼类、鸡胸肉和瘦肉等肉类，少吃肥肉。另外，食品添加剂中常含有较多的钾、磷和防腐剂等，对于肾功能已经受损的患者来说，肾脏不能及时、有效地排出这些物质，应该避免食用这些食物。

如果蛋白质长期摄入不足，容易引起蛋白质缺乏，导致营养不良。严重的营养不良会引起身体劳累、体重减轻等症状，并且增加感染的风险。肾脏病患者可以吃肉，但是要有选择地吃，同时控制合适的量，掌握烹饪技巧，就可以享受美味啦。

💙 肾脏病患者可以并需要摄入适量肉类，以优质蛋白质为主，摄入量需根据肾功能和蛋白尿的情况调整，透析患者可适当增加肉类摄入量。

💙 合理的烹饪方法对肾脏病患者亦十分重要。

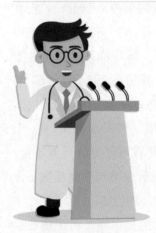

（谢丹庶 丁 峰）

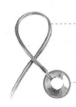

44 肾脏病患者需要完全吃素吗

很多患者知道肾功能不好时需要少吃高蛋白质食物，有的肾脏病患者甚至不敢吃荤而用全素食替代，但全素食可能导致营养不良，反而加速病情恶化。那肾脏病患者应该怎么饮食呢？肾脏病患者需要完全吃素吗？

肾脏病患者因肾脏功能损害程度不同，其排泄含氮废物、电解质等的能力也不同，所以同一个患者不同时期的饮食方案各不同，相同疾病不同个体的饮食方案也不同。

肾脏病患者每天需要蛋白质、能量、维生素、矿物质等营养成分，来保证机体的正常运作。蛋白质由各种氨基酸组成，其中有 8 种氨基酸必须通过食物摄入。必需氨基酸的数量充足、比例合理的蛋白质称为优质蛋白质。肾脏病患者因肾脏代谢出现一定问题，不能像正常人一样排泄蛋白质的代谢废物，所以要把有限的蛋白质摄入指标让给优质蛋白质。中国《慢性肾脏病蛋白营养治疗共识》建议：慢性肾脏病（CKD）1~2 期患者推荐蛋白质摄入量为 0.8 克 /（千克·天），非糖尿病肾病的 CKD 患者从 CKD 3 期开始给予低蛋白质饮食治疗，而糖尿病肾病患者从肾功能下降起即应实施低蛋白质饮食，其中优质蛋白质应占摄入蛋白质总量的 50% 以上，同时应摄入充足的能量以保证体内蛋白质的合成，多选择含有优质蛋白质的食品，如乳类、肉类、鱼类、虾类、大豆类及其制品等，有助于补偿排泄损失，减轻水肿及贫血。此外，在低蛋白质饮食的同时，给予复方 α- 酮酸治疗，可以补充人体所必需的氨基酸。对于已经进入透析治疗的患者，无论是血液透析还是腹膜透析，蛋白质的摄入量可适当放宽至 1.0~1.2 克 /（千克·天）。如果完全吃素，很难达到这样的比例要求。完全吃素也可导致肾脏病患者因缺乏足够的蛋白质，而变得瘦弱、营养不良、抗感染能力差。肾脏没养好，身体先垮了。

另外患者完全吃素也会有很多不科学的地方，蔬菜和水果是补充维生素、矿物质和膳食纤维的理想食物。许多矿物质对人体益处很大，如钾离子对高血压的控制有一定帮助；而膳食纤维可以促进胃肠道蠕动，防止出现便秘。但是肾脏病患者如果有水肿、少尿、无尿等情况出现，食用过多蔬菜和水果极可能引起高钾血症等，造成不良后果，甚至危及生命。因此全素食对肾脏病患者并不安全，推荐肾脏病患者在食用蔬菜前先行焯水，可去掉大部分的钾离子。

此外，蔬菜、水果、谷物类食物，虽然维生素、矿物质、膳食纤维丰富，但其中的蛋白质含量普遍偏低，且由于氨基酸组成的原因，人体对素食中蛋白质的吸收利用度没有动物蛋白（肉、蛋、奶）中的高。动物蛋白对于人类的营养结构比较合理，且由于来自动物体本身，其蛋白质的种类和结构更加接近人体的蛋白质结构和数量，便于人体吸收。

动物性食品含有部分植物性食物所不具备的营养素，如维生素 B_{12}、铁、锌、不饱和脂肪酸等。这些均为素食者容易缺乏的营养素。

因此，综上所述，不建议肾脏病患者完全吃素。

💝 人体对植物蛋白利用度不及动物蛋白，完全素食无法提供人体充足的蛋白质。

💝 动物性食物中含有部分植物性食物所不具备的营养素，且素食中钾、磷含量较高，多食可引起高钾血症或高磷血症，故不推荐肾脏病患者完全素食。

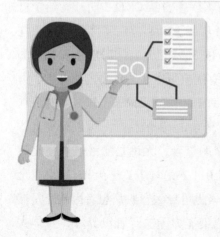

（陈桂香）

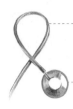

45 蛋白粉适合肾脏病患者吗

饮食中的蛋白质是肾脏病患者需要重点关注，不少患者会自然而然地想到蛋白粉。说到蛋白粉，很多患者会认为蛋白粉可能是一种很好的补品，但是关于蛋白粉对肾脏不好的传闻不绝于耳。那么蛋白粉是否适合肾脏病患者？

❓ 蛋白粉是补品吗？

需要强调的是，蛋白粉并不是补品！蛋白粉是从各种食物中提纯的蛋白质，特点是浓度非常高，去除了食物中的其他非蛋白质成分。

目前市场上的蛋白粉主要有乳清蛋白、酪蛋白和植物蛋白。植物蛋白粉主要是从大豆中提取，豆腥气比较重，而且难溶解于水，混合着一股焦味的磨砂感，所以这类蛋白粉的口感并不是很好。目前市面上有些是豌豆提取的蛋白粉，口感会好一些。

乳清蛋白粉是目前市面上最常见的蛋白粉。新鲜的牛奶固液分离后，液体部分是乳清，固态部分是奶酪，在固体部分和液体部分均有蛋白质，分别为乳清蛋白和酪蛋白。乳清蛋白水溶性好，包含人类饮食所需的所有 8 种必需氨基酸。但是在乳清中，除了乳清蛋白，还有大量的乳糖和脂肪，所以目前市面上大部分蛋白粉都是在分离乳清蛋白基础上进一步加工而成的水解乳清蛋白。水解后的蛋白质主要是多肽和氨基酸，作用和蛋白质是一样的，但分子量更小，对于身体的吸收更好。由于乳糖、脂肪和杂质更低，更加适合严格控制脂肪摄入和乳糖不耐受的人群。

❓ 肾脏病患者能吃蛋白粉吗？

慢性肾脏病（CKD）分为 1~5 期，其中 1 期最轻，5 期最重，其中维持性透析的患者又称为慢性肾脏病 5D 期。

CKD 1~5 期的患者还没进入透析治疗，不推荐使用蛋白粉。对于这些患者，延缓肾功能的恶化是治疗的重点，推荐的饮食方案是低蛋白质饮食加上

α- 酮酸。如果摄入蛋白粉（尤其是动物蛋白），容易导致蛋白质摄入过多，从而增加肾小球的灌注负担，使肌酐上升速度加快。所以在这个阶段的患者，不推荐使用蛋白粉，尽量从正常饮食中摄取蛋白质。

❓ 维持性透析患者能吃蛋白粉吗？

进入透析治疗后，建议患者适当增加蛋白质的摄入，每天 1~1.2 克 / 千克。在维持性透析的患者中，很多患者存在蛋白质能量消耗（PEW），占血液透析患者的 18%~75%，表现为体重持续下降（每年体重下降 1~3 千克）和肌肉含量减少，会增加患者的死亡风险。

发生体重持续下降后，首先我们应该做的，也是最重要的事情就是：评估透析的充分性！评估透析的充分性！评估透析的充分性！重要的事情说三遍。定期评估透析剂量，如果不达标需要增加透析的剂量，这是改善透析患者营养不良的基础。在透析剂量达标以后，可以考虑进行营养干预。这时候，蛋白粉可以作为其中一个选择。

在近二十年的各项临床研究中，均发现在维持性血液透析的治疗过程中补充蛋白质能够明显改善患者的营养状况，从而改善患者的预后。所以，透析治疗患者如果出现体重逐渐下降、自我感觉乏力等症状，可在医生的指导和透析剂量达标的前提下，补充适量蛋白粉。

2014 年的一项临床研究发现，在每次透析开始阶段，患者服用 27 克的乳清蛋白粉，经过 6 个月后，这些患者的体重及肌肉、脂肪等身体成分没有明显变化，但是肌肉力量和运动能力得到了明显的改善。同时对这些患者的实验室检查指标进行分析后发现，与没有补充蛋白粉的患者相比，碱性磷酸酶（ALP）和血磷水平下降了，这两个指标与患者的骨代谢异常息息相关，同时是预估患者病死率重要预测因子。说明补充蛋白粉后，患者的骨矿物质代谢紊乱得到了明显改善。该研究同时发现植物蛋白粉也有类似的效果，能改善患者的运动能力，降低 ALP，只是血磷没有明显变化。

另外一项 2015 年的临床研究，每次透析时服用 15 克乳清蛋白粉，一共服用了 8 周，也观察到类似的结果。患者服用乳清蛋白粉后，自我评分明显改善，患者的体重增加，血清白蛋白水平增加，同时还能减轻患者的氧化应激和炎症反应。

❓ 腹膜透析患者能吃蛋白粉吗？

在 2017 年的一项研究中，给腹膜透析患者每天 1.8 克 / 千克的蛋白质摄入量的基础上，增加 0.45 克 / 千克的乳清蛋白，服用 12 周后，患者的营养状况得到明显改善，患者的白蛋白水平、腹膜透析超滤明显增加，体液的负荷得到改善，血压也明显下降，平均动脉压从 102 mmHg 降至 99 mmHg。2018 年的一项临床研究也发现，给腹膜透析患者补充乳清蛋白粉后，患者的体重等营养指标得到了改善。

所以对于透析治疗的患者（不管是血液透析还是腹膜透析），透析达标的情况下，可以在日常饮食中适当增加蛋白粉的摄入。乳清蛋白粉或植物蛋白粉都是不错的选择。服用蛋白粉能够促进体内肌肉的合成，改善营养状况，同时可以减少磷的摄入，改善骨代谢。

综上所述，对于一般的肾脏病患者，蛋白粉并不是一个补品，在日常的饮食中加入蛋白粉容易造成蛋白质摄入过多，肾小球压力过大，加速肾脏病的进展；对于透析治疗的患者，如果存在营养不良、体重持续下降的情况，最重要的事情是：评估透析是否充分！在透析剂量达标的情况下，选择营养支持（如蛋白粉）。

💙 蛋白粉不是补品。

💙 透析前患者不建议使用蛋白粉，以免造成蛋白质摄入过多增加肾脏负担。

💙 透析患者如若存在蛋白质能量消耗，在透析剂量达标后，可适当增加蛋白粉的摄入，乳清蛋白粉是不错的选择。

（李　昕）

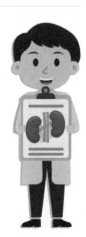

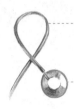

46 肾脏病患者能吃海鲜吗

　　海洋里可食用的动物和植物统称为海鲜，动物类既包括鱼、虾、蟹、贝、海参、海蜇、海星、海胆等，也包括其衍生品如鱼子酱、鱼翅、瑶柱、鱼肚等；植物类主要包括各种海藻，如海带、紫菜、发菜等。当然，我们在日常谈论是否可以食用海鲜时，约定俗成指的是动物类海产品。

　　海鲜味道鲜美，营养丰富，面对诱惑，很多肾脏病患者不知所措，那么肾脏病患者能吃海鲜吗？

❓ 肾脏病患者需要何种饮食？

　　肾脏病患者总体上需要低盐、优质蛋白质饮食。但是，根据慢性肾脏病的分期、尿蛋白量的多少、是否接受透析治疗等不同病情，需要的蛋白质摄入量也不相同。如果尿中蛋白质漏出较多，就不能摄入过多的蛋白质，这样会加重肾脏负担，导致疾病进展；对于已经接受透析治疗，特别是腹膜透析的患者来说，透析导致大量蛋白质流失，需要摄入较为丰富的蛋白质以平衡机体正常的营养代谢。

❓ 海鲜能够提供哪些营养？

　　海鲜含有丰富的优质蛋白质、不饱和脂肪酸、维生素和微量元素等。除了同样富含动物蛋白以外，海鲜与陆地禽畜动物相比可以提供更多的胶原蛋白，其主要分布在皮、骨、鳞、鳔之中，海参中胶原蛋白含量高达70%。胶原蛋白与一般动物性蛋白相比，具有低免疫原性、高生物相容性的特点，简单说就是不易过敏，所以对海鲜过敏的人群多数是对非胶原蛋白（如鱼肉、虾肉、蟹肉等）不耐受所致。另外，深海鱼类含有更多的不饱和脂肪酸，一些保健品如深海鱼油就是从中提炼，富含的Omega-3脂肪酸，具有疏通血管、防止动脉粥样硬化、抗衰老、增强免疫的作用，部分研究还发现深海鱼油对于IgA肾病的治疗有帮助。海鲜还是高嘌呤的食物，对于高尿酸尤其是合并痛风、高尿酸肾病的患者，海鲜绝对应该避免过多摄入。

❓ 海鲜最适宜采用哪种烹饪方式？

中国饮食文化博大精深，烹、煮、煎、炸、炖等不同加工技法对食物口感更是一次升华。绝大多数食客认为蒸或煮可以最大限度保留海鲜的原味，对于肾脏病患者也不例外，提倡以蒸、煮为主，这样一方面避免了炸、煎对于油脂的过分吸收；另一方面避免了炖品导致摄入过多嘌呤。最不建议生食，因为海鲜中可能寄生细菌或寄生虫，如果处理不当容易诱发腹泻甚至感染，加重肾脏病进展。

❓ 哪种情况下不宜食用海鲜？

对于病情稳定的肾脏病患者来说，海鲜是可以吃的。但是如果存在以下情况，最好不要或者少量食用海鲜：

○ 急性肾功能不全：海鲜里所含的胶原蛋白，人体利用率较差，会产生较多的尿素氮、肌酐等代谢产物。急性肾功能不全的患者排泄尿素氮、肌酐等代谢废物的能力受损，这时如果食用海鲜就会加重肾脏负担和病情进展。

○ 过敏性紫癜肾炎：对于海鲜容易过敏的患者，可能导致过敏性紫癜的复发或者原有病情的加重，从而会对肾脏造成更严重的伤害。

○ 尿毒症和透析患者：海鲜类中钾、磷的含量较高，尿毒症期患者肾脏代谢功能严重受损，需要依赖透析清除毒素，如果过量食用海鲜会导致毒素清除不彻底。

○ 痛风或高尿酸肾病：海鲜中嘌呤含量尤其高，摄入的嘌呤在体内生成尿酸，诱发痛风，高尿酸还会损害肾功能及生成肾结石。

肾脏病患者在食用海鲜前一定要结合自身的病情，遵循适时、适量、适法的原则，在满足自己味蕾的同时，不要忽视食品的健康和安全问题。

💝 海鲜是重要的优质蛋白质来源之一，富含不饱和脂肪酸、维生素和微量元素等，因此肾脏病患者可以适量食用海鲜。

💝 推荐烹饪方式以蒸、煮为主。

💝 急性肾功能不全、过敏性紫癜肾炎、痛风或高尿酸性肾脏病患者不推荐食用海鲜。

（张　威　袁伟杰）

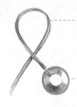

47 肾脏病可以补充复合/复方维生素制剂吗

根据医学研究，人体需要至少 13 种维生素维持正常生理功能，均衡饮食是获取这些维生素的首选方法。肾脏病患者因各种原因不能达到所推荐的摄入量，主要是水溶性维生素往往不足，可能与病死率增加有关；但部分肾脏病患者由于肾功能损害，造成防止维生素过多蓄积的机制受损，如补充少量维生素 A 就可能造成中毒。因此，肾脏病患者需适当补充维生素，但补充应谨慎。

? 肾脏病患者需补充哪些维生素？

见下表。

	维生素	主要功能	慢性肾脏病推荐补充剂量
水溶性维生素	维生素 B_1	帮助细胞从碳水化合物中获取能量，有助于神经系统正常工作	除日常饮食，补充 1.5 毫克/天
	维生素 B_2	帮助细胞产生能量，协助视力正常和皮肤健康	对慢性肾脏病低蛋白质饮食者，补充 1.8 毫克/天 对透析患者，尤其食欲不振者，补充 1.1~1.3 毫克/天
	烟酸	帮助机体使用糖类和脂肪酸，帮助细胞产生能量及体内酶发挥作用	慢性肾脏病（包括透析和非透析）患者，补充 14~20 毫克/天
	维生素 B_6	帮助合成细胞所需蛋白质，也有助于制造红细胞	非透析患者补充 5 毫克/天，透析患者补充 10 毫克/天 为降低同型半胱氨酸水平，需补充 50 毫克/天，需与叶酸和维生素 B_{12} 同时补充 长期大剂量（200 毫克/天）会导致神经损伤

维生素		主要功能	慢性肾脏病推荐补充剂量
水溶性维生素	叶酸	合成细胞脱氧核糖核酸，与维生素 B_{12} 共同制造红细胞	慢性肾脏病（包括透析和非透析）患者，补充 1.0 毫克 / 天 用于监测维生素 B_{12} 或红细胞水平，叶酸补充剂可掩盖维生素 B_{12} 缺乏
	维生素 B_{12}	合成新的细胞，维持神经细胞，与叶酸协同制造红细胞	慢性肾脏病（包括透析和非透析）患者，补充 2~3 微克 / 天 维生素 B_{12} 缺乏可造成永久性神经损伤 维生素 B_{12} 需与叶酸同时补充
	维生素 C	帮助人体吸收铁，制造胶原蛋白，形成和修复红细胞、骨骼和其他组织；维护牙龈健康和促进伤口愈合；维持免疫系统正常	慢性肾脏病（包括透析和非透析）患者，补充 60~100 毫克 / 天 注意过量摄入可能会导致骨和软组织草酸盐堆积
	生物素	帮助细胞产生能量，蛋白质、脂肪和碳水化合物	慢性肾脏病（包括透析和非透析）患者，补充 30~100 微克 / 天 低蛋白质饮食摄入量可能是不够的
	泛酸	帮助身体产生能量，蛋白质、脂肪和碳水化合物	慢性肾脏病（包括透析和非透析）患者，补充 5 毫克 / 天
脂溶性维生素	维生素 A	促进细胞和组织生长，抵御感染	不推荐补充 如需要，每天推荐摄入量为 700~900 微克 / 天
	维生素 D	促进钙磷吸收和沉积，调节甲状旁腺素（PTH）	肾脏病患者维生素 D 活化能力下降，需补充活化维生素 D，补充的量决定于钙、磷和 PTH 水平，以及患者用药的可获得情况
	维生素 E	细胞抗氧化，部分预防心脏病和部分肿瘤	一般不需要补充，DRI 为 8~10 毫克 / 天，超大剂量（超过 800 毫克）可能增加凝血时间
	维生素 K	协助凝血蛋白，对健康骨质形成非常重要	一般不需要补充，除非有长期摄入不足伴抗感染治疗的情况

当患有慢性肾脏病时，应适当补充维生素，需注意：

• 脂溶性维生素（维生素 A、维生素 D、维生素 E 和维生素 K）可在体内合成，因此可不用补充，除非经肾脏病专科医生诊断后处方。尤其是维生素 A，终末期肾病（即尿毒症）患者对其清除能力受损，血液中水平相对较高，补充后可能达到其毒性水平，需谨慎，注意补充的剂量。

· 维生素 C 建议补充 60~100 毫克 / 天，如果患有慢性肾脏病，警惕摄入高剂量维生素 C 可能造成草酸盐堆积在骨和软组织。

❓ 有哪些维生素制剂？

复合维生素制剂是各种维生素按照一定剂量比例合成的复合剂型维生素，不同品牌其组成和含量有所不同。复合维生素片剂含有除维生素 K 之外的 12 种维生素，以及钙、铁、硒等微量元素，少数品牌也包含有维生素 K，此外有 B 族维生素复合制剂。除了上述复合制剂外，有维生素 D、维生素 E 等单一种类维生素制剂。

复方维生素制剂目前主要为医疗应用，有维生素 A、维生素 D、维生素 E、维生素 K_1 复方制剂，以及维生素 B_1、维生素 B_2 和维生素 C 复方制剂，主要为肠外营养类药品。此外有复方维生素 B_2 片、复方维生素 U 胶囊等口服制剂，前者用于治疗维生素 B_2 和烟酸缺乏引起的黏膜、皮肤病变，后者主要用于慢性胃炎和胃酸过多引起的胃痛、反酸等疾病。一般在处于相关疾病状态，医生开出相应处方后应用。

❓ 如何选择维生素制剂？

肾脏病患者该如何选择维生素制剂，本文主要介绍的是复合维生素制剂。

肾脏病患者补充维生素是一个长期、规律的过程，在补充维生素的同时亦不可忽视膳食的作用。患者可根据自身病情，结合前面的列表及注意事项，初步了解自己需要补充的维生素，选择合适剂量的复合维生素制剂进行补充，部分未能达到推荐剂量的维生素种类，可结合饮食补充，此时有可能只要少量补充复合制剂中相对不足的维生素种类的食物，即可达到推荐补充剂量，满足补充要求。

同时，在选择维生素制剂时，选择符合国家标准的非处方药规格的复合维生素。如按推荐量标准服用，一般不会有不良反应，但一旦过度使用而出现不适症状，必须具体问题具体分析，必要时应到医院就诊。同时，需谨记复合维生素为药物，不可滥用。

因此，对于肾脏病患者来说，复合维生素制剂是可以吃的，但需要有选择地吃，吃得更健康。

💔 维生素对维持正常生理功能有重要作用。

💔 肾脏病患者因饮食限制，可能出现部分尤其是水溶性维生素的缺乏，故需补充。

💔 部分肾脏病患者由于肾功能损害造成部分维生素在体内蓄积。

💔 肾脏病患者可以服用复合维生素制剂，但需有所选择，并辅以饮食补充。

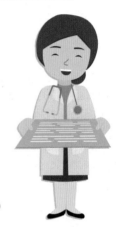

（龚一女　徐　虹）

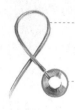

48 肾脏病患者需要补钙吗

钙是骨骼和骨外组织矿化的主要阳离子。正常情况下，成人每天摄入钙约 1 000 毫克，其中约 200 毫克由肠道吸收，钙的主要吸收部位是十二指肠，每天从尿中排出的钙约为 200 毫克，从而保持体内钙的平衡。肾脏不仅是排泄钙的主要器官，而且肾脏可以通过产生活性维生素 D 等内分泌激素、调控磷的排泄和酸碱平衡，从多个方面影响钙的代谢。因此，肾脏疾病经常会引起钙的缺乏和代谢异常。

❓ **哪些肾脏病患者需要补钙？**

并非所有的肾脏病患者都需要补钙，一般两类肾脏病患者易出现缺钙的情况：即服用糖皮质激素或慢性肾功能不全患者，但都需要在医生的指导下进行补钙，过量补钙也是有害的。长期服用糖皮质激素可导致钙质流失，易出现缺钙的情况；慢性肾功能不全患者体内活性维生素 D_3 缺乏，影响肠道对钙的吸收，常易导致低钙血症。肾脏病患者若出现持久的腰酸腿疼、容易抽筋、牙齿松动、指甲易断和全身乏力等症状，应请医生判断血钙的情况及是否需要补钙。

❓ **如果查出需要补钙，怎么补钙最好？**

首先，应该到医院检查血钙、磷、维生素 D 及骨代谢指标，并进行骨密度检测，再确定是否需要补钙。补钙可以分为两类——"食补"和"药补"。

○ 食补：提高膳食钙摄入量是改善钙营养的重要措施。日常生活中也有一些含钙丰富的食物，适合慢性肾脏病患者食用的富含钙质的食物有：①乳类与乳制品：牛肉、羊奶及其奶粉、乳酪、酸奶、炼乳等。②海产品：虾皮、河虾、海带、沙丁鱼等。③蔬菜类：芹菜、油菜、胡萝卜、萝卜缨、芝麻、香菜、雪里蕻等。

对于缺钙的肾脏病患者，在每天蛋白质摄入量不超标的前提下，适量增加含钙丰富的食物。首先推荐的含钙丰富的食物是牛奶、酸奶等乳制品，因为它们的吸收率较高。每天一杯250毫升牛奶或无添加剂酸奶（可分次饮用），在供给优质蛋白质的同时可补充相当量的钙。

• 慢性肾脏病患者宜选择低脂液态奶。由于牛奶含水分较多，也应算到饮水量中，以免水分摄入过多。

• 脱脂奶大大降低了脂肪和胆固醇的摄入量，同时又保留了牛奶的其他营养成分，更适合慢性肾脏病患者。

• 不推荐食用奶粉，因为奶粉中添加了食品添加剂、营养强化剂等，如需食用，也一定要尽量选择无添加剂的奶粉，以免摄入过多的糖、磷和脂类成分。

对含草酸多的蔬菜，如菠菜、苋菜、甘蓝菜、花椰菜、空心菜、芥菜、雪菜和竹笋等，应先焯水破坏草酸（草酸会影响钙的吸收），然后再烹调。

海产品磷含量较高，不宜过量摄入。

◎ 药补：常用的含钙药物有碳酸钙、醋酸钙、柠檬酸钙等。维生素 D 制剂（包括普通维生素 D 和活性维生素 D，如阿法骨化醇、骨化三醇等），可以帮助饮食中钙的吸收和利用。中国人的膳食中平均钙摄入不足 400 毫克，与成人推荐剂量 800 毫克还有一定距离，在食物摄入不足的情况下，可在医生指导下选择合适自己的钙剂。

❓ 肾结石患者该不该补钙？

传统观念认为：日常的高钙食物会使尿液中钙含量升高，从而增加患草酸钙肾结石的风险，其实这个观点是不对的。食物中的钙可在肠道中与草酸结合，减少肠道对草酸的吸收，进而使得尿液中的草酸浓度降低，最终减少了草酸钙肾结石发生的风险。简而言之，服用富含钙的食物不仅不会增加肾结石，反而会减少结石的发生。

但要注意的是，过度服用钙补充剂（摄入量超过 1 000 毫克 / 天）可能会增加肾结石的风险。反之，过分限制钙的摄入会刺激体内甲状旁腺素的合成，促使骨骼脱钙，增加尿钙的排泄，也会增加含钙结石形成的风险。各种钙制剂都可以选用，但枸橼酸钙是有机钙，其水溶性较好，不易发生胃肠道不良反应，可置换草酸钙中的钙离子，减少肾结石的发生，对于有结石者，可作为首选的钙补充剂。有研究显示，随餐服用钙剂者引起肾结石的风险较低，因此钙片应该分次小剂量补，并在餐中或餐后马上服用。需要注意的是，高钙血症和高钙尿症人群应避免使用钙剂。

❓ 补钙有哪些注意事项？

◦ **盐和肉**：摄入过多都会增加尿钙的流失，导致身体缺钙。盐的主要成分是氯化钠，钠和钙都在肾脏中被重新吸收，不会随尿全部排出，但摄入过量的钠，就会导致尿钙排出增多。肾脏病患者要限制盐的摄入，每天吃 5~6 克盐，就可多丢失 20~60 毫克钙。适量的蛋白质是骨质形成的基础，但过量的蛋白质又会造成尿钙丢失增加。

◦ **禁烟酒**：吸烟和饮酒均会导致钙的流失，过量饮酒还能使维生素 D 的代谢受到影响，不利于骨骼的新陈代谢。

◦ **不喝饮料和咖啡**：长期大量饮用碳酸饮料和咖啡，会导致骨骼钙的流失。

◦ **避免食用草酸含量高的食物**：食物中若有草酸，则会和钙在消化道中结合，形成不溶性的草酸钙，因而降低钙的吸收。

◦ **适度晒太阳**：可以补充维生素 D，提高钙的吸收，但不宜暴晒。

◦ **规律运动**：规律的运动刺激，可以促进骨骼对钙的吸收、利用。对于肾脏病患者来说，可以尝试有氧运动，如慢跑、骑自行车、散步、打太极等，每周 3~4 次，每次累计 40~60 分钟。

◦ **吸收好才算成功补钙**：帮助钙在体内被吸收利用的营养素有维生素 D、镁、维生素 C 等。

◦ **维生素 D**：维生素 D 是影响钙吸收最主要的因素。食物中的维生素 D_2 与人体皮肤中的化学物质经阳光照射后形成的维生素 D_3，经过肝脏和肾脏的羟化，可以促进钙在小肠中的吸收。

◦ **镁**：钙与镁似一对双胞胎兄弟，总是要成双成对地出现，钙与镁的比例为 2:1 时，最利于钙的吸收利用。所以在补钙的同时，要注意镁的摄入。含镁较多的食物有：坚果（杏仁、腰果和花生）、瓜子（向日葵籽、南瓜子）、谷物（小米和大麦）、海产品（金枪鱼、小虾、龙虾）等，但这些食物的合理摄入量要根据肾功能、血磷和血尿酸水平而定。

◦ **维生素 C**：脐橙、柚子、橘子、芦柑、柠檬等水果中含大量的维生素 C，能使钙更好地被小肠吸收。

💗 慢性肾功能不全及长期使用糖皮质激素的患者需要补钙，可通过食物补充或在医生指导下进行药物补充。

💗 适当补钙不仅不会增加甚至可以降低肾结石发生率。

💗 高钙血症和高钙尿症人群应避免使用钙剂。

💗 补钙的同时需注意控制盐和肉的摄入，同时戒烟、戒酒、补镁等。

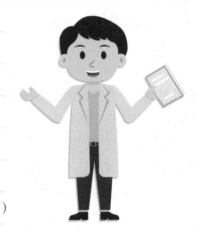

（肖　婧　叶志斌）

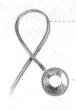

49 肾脏病患者可以吃补品吗

补品，即采用补益法来进行身体调养的食品、药品或保健品。很多人在得肾脏病后，多有腰酸、乏力感，家属和患者本人常常认为这是身体衰弱，应当进补，于是患者便会吃很多营养品或补品。在临床上，有一部分慢性肾脏病患者，在疾病的慢性迁延过程中，表现为肺脾肾气虚的证候，运用补气药治疗对这类患者是有益的疗法，可采用益气升阳、益气化湿、益气固表及益气摄精之法等，其中黄芪就是此类肾脏病患者常用的补益药。但不是所有的肾脏病患者都适用补益品：如当肾脏病患者使用免疫抑制剂时，禁止服用人参；在肾功能不全时如进食大量高蛋白质补品（海参、蛋白粉等）会增加肾脏负担，使肾功能恶化，加重病情。因此，肾脏病患者应当在合适的时机进行个体化合理的进补。

❓ **肾脏病患者如何吃补品呢?**

应根据自身肾脏疾病的种类、病情的轻重及进补的时机选择合适的补品。

○ **带有一定补益性的食品。**国人喜欢在日常饮食外添加一些补益性食品，如红枣、芝麻、核桃等。

• 红枣的维生素含量非常高，有"天然维生素丸"的美誉，慢性肾脏病（CKD）1~3 期的患者如没有高钾血症的出现，可以少量进食一些红枣。但红枣不能用于纠正肾性贫血，因其本身富含丰富的钾，会加重慢性肾衰竭患者的高钾血症。

• 芝麻含有大量的脂肪和蛋白质，还有糖类、维生素 A、维生素 E、卵磷脂、钙、铁、镁等营养成分。

• 核桃中的磷脂对脑神经有良好保健作用。核桃仁中含有锌、锰、铬等人体不可缺少的微量元素。对于 CKD 1~3 期，没有明显血脂异常的患者可以适当进食一些。

• 但芝麻、核桃含有丰富的油脂并属于高磷食品，对于肾病综合征、CKD 4~5 期合并高磷血症的患者，都不建议进食。

○ 传统有补益作用的中草药：肾脏病患者如想进食一些如黄芪、人参、冬虫夏草时要注意：

• 请医生全面分析身体情况后进行辨证施补。药物的作用主要靠药性，凡是药物都有一定偏性，补药也是利用它的偏性来纠正人体偏性，所以在使用补药时一定不要盲目进补，更不要滥用无度。

• 患者在进食补药时如发生炎症、感染（如感冒、肺炎、腹泻、牙龈肿痛、尿路感染等）、肾功能恶化、电解质紊乱、贫血加重等，应当立即停止服用，待病情好转后请医生指导后再服用。

○ 保健品：市场上有许多宣传有各种治疗保健作用的保健品，此类保健品良莠不齐，肾脏病患者由于肾脏的代谢能力下降，不要随意服用此类保健品。在服用前，先咨询肾脏病专科医生，以免伤害到已经受损的肾脏，甚至到无法挽回的地步。

❓ 一年四季怎么补？

补品和补药根据性质可分为滋补类、清补类和平补类，对于大部分的肾脏病患者来说平补较为合适。肾脏病患者如想吃补品，也可以参考所处的季节在医生的指导予以身体一些适当的调养。

○ 春季：应根据乍暖还寒、人体阳气上升的特点，以清补、柔补、平补为原则，根据自身虚弱情况，辨证选用助正气或补元气的滋补品。可以把药补与食补结合起来，以补中益。通常情况下，可选用党参、黄芪、红枣、淮山药等，蜂蜜也是平性的滋补佳品，适量服用，有较好的补虚损、强身益寿之效。

○ 夏季：夏日属火，阳气最盛，逼汗外出，汗为津液，津血同源，汗液大量流失则引起体内津液、阴血的虚亏，根据中医辨证施补的原则，夏令进补要服用有补益、清热功效的补品或补药来补益虚弱，如西洋参、白木耳、百合、鲜石斛等。

○ 秋季：秋季进补，一般称为"引补"或"底补"，即为冬季进补打基础，使人体逐渐适应补品的作用。《黄帝内经》指出"秋冬养阴"，秋季的饮食可以选用一些防燥护阴、润肾润肺的平和滋补品，如梨、柿子、大枣、核桃仁、杏仁、无花果、银耳、黑木耳、芡实、山药、百合等，也可在医生指导下，适当服用一些西洋参，以补气生津、健脾安神。

○ **冬季**：俗话说"冬令进补，春天打虎"意思就是冬天通过调补，到春天不容易得病。可以在医生指导下选用人参、冬虫夏草、太子参、黄芪、莲子、芡实、薏米、赤豆、大枣、燕窝、银耳等。同时冬令进补时也要注意兼顾气血阴阳，不可一味偏补，防止过偏反而引发其他疾病。

总之，肾脏病患者对于如何吃补品，应该在医生指导下进行。对于补品，也不要抱着越贵越好、越贵越有效的想法，平时更要注意适当的运动锻炼、饮食节制、冷暖注意，作息张弛有度，才能达到真正意义上的保肾。

❤ 补品分为补益性食品、中草药、保健品等。

❤ 患者应根据自身肾脏疾病的种类、病情的轻重及进补的时机来吃补品，并应在医生指导下使用，不适当进食补品反而损伤肾功能，甚至危及生命。

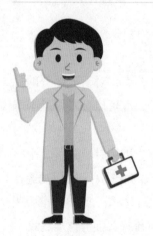

（王　琦　王筱霞）

得了肾脏病怎么吃

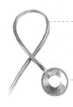

50 肾脏病患者可以吃膏方吗

　　许多慢性肾脏病患者都有用中药治疗的经历。中药有汤、丸、散、丹、膏等多种剂型。其中，内服的膏方又称膏滋、药膏。膏方是将数十味中药煎煮并去除药渣后，反复浓缩药液，再加入胶性药物熬成稠厚半固体状的药膏，开水冲服以滋补强身，保养脏腑，祛除病邪。膏方与汤剂相比服用更加方便，口感较好，没有汤剂味苦难服之忧。

　　我国民间素有冬令进补的习惯，服用膏方多由冬至即"一九"开始，至"九九"结束。中医理论认为冬天为封藏的季节，滋补为主的膏方容易被机体吸收储藏，所以冬令是服用膏方的最佳季节。但运用膏方进行冬令滋补强身是其使用的一个方面；另一方面，由于其使用药味较多属于中医的大方、复方范畴，因此兼顾面广，适合比较复杂的疾病治疗，也是治疗慢性疾病很好的剂型选择，治疗为主的调治膏方可视病情需要，根据不同时令特点随季节处方，不仅仅局限于冬令时节应用。

　　由于膏方中多采用补肝益肾、益气养血、理气活血、祛风除湿、泻浊化瘀等药物，故而膏方除了具有良好的强身益寿的作用外，在临床对冠心病、高血压、动脉硬化、慢性支气管炎、慢性肾脏病、糖尿病、再生障碍性贫血、关节炎、不孕症等几十种疾病均有较为显著的疗效。对于慢性肾脏病中，各种原发性肾小球疾病（如 IgA 肾病、膜性肾病等）、继发性肾脏疾病（高血压肾病、狼疮性肾病、糖尿病肾病、马兜铃酸肾病、单纯性肾盂积水、痛风肾、紫癜肾等）、早中期肾功能减退、中老年女性的慢性复发性尿路感染、未经肾穿刺确诊的蛋白尿、血尿，凡病情稳定，血肌酐 <110 微摩尔 /升，血清白蛋白 >30 克 / 升，尿蛋白定量 <2.0 克 /24 小时，尚需服中药调治者均可服用膏方治疗。此外，其他一些虽无明显器质性疾病，但临床表现具有明显肾虚证候的患者，也可服用膏方，比如常有腰酸腰痛、乏力肢软、小便频数、小便失禁、思维能力记忆力下降、阳痿遗精、性功能减退、畏寒怕冷、头发早白或脱发、女性月经量少等肾虚、早衰的人群。再如一些肾小

球滤过率轻度下降的中老年人，常常表现为临床血肌酐值在正常高限、伴夜尿频多者，均可运用膏方调补，以增强体质，防止衰老，预防疾病发生。

需要注意的是，在有些情况下，例如慢性肾炎、慢性肾盂肾炎的急性发作期，慢性肾脏病合并急性上呼吸道感染、腹泻、皮肤感染，痛风急性发作期，肾病综合征见高度水肿、大量蛋白尿等肾脏病急性期患者，以及严重肾脏病未控制患者，膏方应暂停服用，须病情控制后再行膏方调理。

对于慢性肾功能衰竭的患者，蛋白质的摄入量随着肾功能的下降应相应减少，尤其对于肾功能已中度损伤的患者（肾小球滤过率 <45 毫升 / 分，或者血肌酐 >177 微摩尔 / 升），要求优质低蛋白质饮食，蛋白质的摄入量应控制在每天 0.6~0.8 克 / 千克体重。而膏方之中通常会加入阿胶、龟板胶、鳖甲胶、鹿角胶等血肉有情之品，这类中药蛋白质含量较高，如果服用膏方，可能会导致血肌酐、尿素氮升高。因此，肾功能不全中晚期患者需慎用膏方。

由于膏方不仅养生，更能治病，且其药味组成多、服用时间长，故要求医者处方时必须深思熟虑，立法力求平稳，不能有偏差或疏忽。膏方处方，不是简单根据一些症状，头痛医头，脚痛医脚，应由中医医师根据患者的疾病性质或者体质的不同类型，辨证配方，一人一膏，量体用药，才能达到祛病延年、增强体质的目的。

膏方服用时间，因病而异，有空腹服、饭前服、饭后服、睡前服等几种。以滋补强身为主的膏方，宜空腹服，此时胃肠空虚，吸收力强，如空腹服肠胃有不适感，可改为半空腹（半饥半饱）时服。针对胃肠道疾病或脾胃功能欠佳者，宜在饭前 30~60 分钟服。针对肺系、心血管等疾病，可于饭后 15~30 分钟服。补心脾、安心神、镇静安眠的药物宜睡前 15~30 分钟时服用。

膏方服药剂量的多少，应根据膏方的性质、病情的轻重及患者体质强弱等情况而定。一般每次服用膏方取常用汤匙 1 匙为宜（15~20 毫升），早晚各一次，每次服药一定要定时、定量。

膏方服用方式有冲服、调服、噙化三种：冲服，即取适量药膏，放在杯中，将白开水冲入搅匀，使之溶化后服下。调服，是在膏中加黄酒或水等，隔水炖热，调好和匀服下。噙化又称"含化"，即将药膏含在口中，让药慢慢在口中溶化下咽，发挥药效，如治疗慢性咽炎所用的青果膏等。

膏方简单方便、适宜久服，故为年老体弱、有慢性病者常用。但在服用膏方期间，为了达到治疗目的，患者要忌生冷油腻，辛辣之物，也不宜喝茶、咖啡、可乐等。由于膏方用药时间较长，一般情况下，膏药应放在阴凉处，若放在冰箱冷藏更佳，以免发生霉变。

💗 对于慢性肾脏病中，各种原发性肾小球疾病、继发性肾脏疾病、早中期肾功能减退、中老年女性的慢性复发性尿路感染、未经肾穿刺确诊的蛋白尿、血尿，凡病情稳定，血肌酐 <110 微摩尔 / 升，血清白蛋白 >30 克 / 升，尿蛋白定量 <2.0 克 /24 小时，尚须服中药调治者可服用膏方治疗。

💗 其他一些虽无明显器质性疾病，但临床表现具有明显肾虚证候的患者也可服用膏方调补。

💗 肾脏病急性期、合并急性感染、严重肾脏病未控制，以及肾功能中度以上损伤（肾小球滤过率 <45 毫升 / 分，或血肌酐 >177 微摩尔 / 升）患者需停止使用膏方。

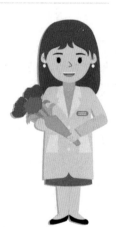

（张小鹿　王　怡）

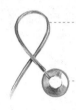# 51 肾脏病患者需要低盐饮食吗

人的基本生活离不开盐，如果人体对盐的摄入量不足，会导致体内含钠量过低，出现恶心、乏力、肌肉痉挛甚至昏迷等，严重的话还会导致死亡。盐的主要成分是氯化钠，氯化钠是构成体液的重要成分，维持血压和基本的生命活动，离开了盐，生命也就停止了。因此，正常盐饮食是大部分肾脏病患者的选择。但可以吃不等于随意吃，当病情进展到一定程度时，肾脏病患者需要低盐饮食。

❓ 肾脏病患者何时需要低盐饮食？

○ 高血压：盐摄入过多，身体吸收过多的钠盐，伴随着水的吸收增加，导致血容量扩张，挤压血管壁可加重高血压；而高血压又会加重脑、心脏和肾脏负担，以及血管壁损伤，严重时可导致主动脉撕裂，危及生命。根据最新的测算数据，我国高血压患病人群已经超过 2 亿，每五个人中就至少有一人患高血压，并且吃盐过多是引起高血压的重要原因之一。高血压的患病率随着食盐摄入量的增加而增加，食盐摄入越多，收缩压和舒张压越高。每人每天食盐平均摄入量为 6~12 克、12~18 克、≥18 克的人群，高血压患病率分别为 <6 克人群的 1.09 倍、1.14 倍和 1.28 倍。对于合并高血压的肾脏病患者来说，每天食盐摄入量每增加 2.5 克，平均收缩压就增加 2 mmHg，舒张压增加 1.7 mmHg。总之，盐的摄入量与肾脏病患者的高血压患病率成正相关，高盐饮食是国际上公认的高血压的危险因素。限制食盐摄入对肾脏病患者血压有明显的降低作用。

○ 水肿：盐在肾脏与水一起被吸收，又被重吸收入血管。肾脏病患者出现水肿时，要控制盐摄入量，因为盐过多，水的重吸收也增加，血管内充盈的多余水分通过血管壁漏到组织间隙，导致临床常见的凹陷性水肿，即"一压一个坑"。严重水肿者可见皮肤破裂、水分溢出，易导致感染。水潴留可加重水肿，也易加重高血压。故《千金方》要求"慎盐酱五辛"，可见古人

对于肾脏病患者食盐的重视。

    ◇ **心力衰竭**：肾功能不好的患者"很伤心"，假设肾脏是体内的污水处理系统，那么心脏就是体内的能量供应"泵"，当污水处理出现障碍时，管路堵塞，"泵"的工作必然会阻力重重，长此以往，导致"泵"罢工，即心力衰竭。食盐过多，会导致水的过度吸收，血管内容量扩张，加重心脏的"泵"负荷，从而加剧心力衰竭。因此肾脏病患者合并心力衰竭时，要低盐饮食。建议心力衰竭患者每天摄入食盐 2~3 克，可有效减少高盐引起的水钠潴留，缓解心脏负担，保护心脏"泵"的正常运行。

❓ 何为低盐饮食？

    低盐饮食指的是每天可用食盐不超过 5 克（2.5 牙膏盖，约含钠 2 克），肾脏病患者需要根据肾功能、水肿、血压等情况调整每天钠盐摄入量。实际上，人每天只需 0.5 克盐就可满足生理需要了，烹调时加入的盐，功能仅是调味，刺激食欲，以助人体摄入足够的各类营养，从健康的角度出发，每天只需加 2~3 克盐就足够了。

❓ 怎样做到低盐饮食？

    每天食盐定量也是简单有效的办法。另外，不进或少进高盐的食物，如味精、蚝油、咸菜、各种酱料、腌制食品、皮蛋、火腿、香肠等；也可以用醋、糖、葱等替代食盐，增加食欲。

    对于肾脏病患者来说，盐是可以吃的，只要控制合适的量，避免高盐饮食，就可以美美地吃啦。

💙 盐是维持血压和基本的生命活动的物质。

💙 低盐饮食是指每天食盐量不超过 5 克。

💙 肾脏病患者出现高血压、水肿、心力衰竭症状时需要低盐饮食。

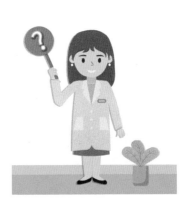

（仝 君）

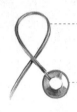

52 肾脏病患者需要无盐饮食吗

❓ 哪些病需要无盐饮食?

食盐主要是通过其中的钠对人体产生影响。因为食盐中的钠具有留存水分的作用,其过量摄取会导致机体水分含量增加。一方面导致血管中血容量增加,血压易升高;而另一方面在组织中,则表现为水肿。目前认为,仅明显水肿伴少尿、高血压、心/肾功能衰竭,以及应用可的松或促肾上腺皮质激素等使钠盐滞留而引起水肿的患者时,才会采取无盐饮食。

❓ 什么是无盐饮食?

顾名思义,即不用食盐和含盐食物。实际上,只要确保食用盐含量低于一定水平,即全天供钠 1 克左右即可。烹调时不加含钠盐或酱油的调料品,一般也只能短期使用。膳食原则是食物配置过程中禁用钠盐和酱油等调味品,勿食腐乳、酱菜、咸鱼等腌咸食物,以及少食含钠多的食物,如海带、紫菜、挂面、发酵的面食等。值得注意的是,由于饮食中缺盐乏味,烹调时要注意色香和形态,力求引起食欲。

❓ 食盐应该怎么吃呢?

○ 用好控盐勺:普通规格的控盐勺为 1 克装,也就是说,无盐饮食平均每餐烹饪应控制在 1/2 勺或更低。

○ 烹饪少盐:荤菜(如虾、鱼等)尽量以炖、煮、蒸为主,蔬菜以凉拌或水煮为主。

○ 调味增咸:可用适量糖、醋、香辛料调味,且烹饪时加用极少量的食醋便可提高咸味,从而减少食盐用量。

○ 提防隐形盐:目前市面上的调味品(酱油、蚝油、豆瓣酱等)、甜品(面包、蛋糕等)、零食(饼干、薯片、蜜饯等)、加工制品(香肠、腌肉、榨菜等）。此外，还有一个简单公式可估算"隐形盐"含量：400毫克的钠约等于1克盐，根据食品标签上的钠含量对实际摄盐量进行估计，继而调整饮食。

❓ 限盐有哪些注意事项？

一般认为，高盐饮食易致高血压，引发心脑血管疾病。所以，越来越多的人选择低盐甚至无盐饮食。但是，并非盐吃越少越好。过度限盐，尤其若长期无盐饮食，因血清钠含量降低，继而出现嗜睡、乏力、神志恍惚、食欲不振、恶心等症状。尤其对健康人而言，并不提倡无盐饮食。有些疾病易导致低钠血症，如肾上腺功能不全、失盐性肾病（如 Gitelman、Bartter 等）、甲状腺功能减退、抗利尿激素分泌不当综合征（SIADH）等，或者长期低血压，坚决不能限盐。对于肾脏病患者，应根据原发疾病、肾功能、心功能、水肿、血压、血钠水平等情况，调整无盐饮食的时间，并逐渐增加每天盐摄入量。

综上，无盐饮食的适应证比低盐膳食更严格，尤其心肾功能严重不全者。仍需要强调的是，即使有适应证，患者的无盐餐仍不能吃得太频繁，一周最多两次。无盐饮食期间需及时在医院复查血钠，检测其水平变化，以防止出现低钠血症。

💙 无盐饮食是指全天供钠 1 克左右，仅适用于明显水肿伴少尿、高血压、心/肾功能衰竭，以及应用可的松、促肾上腺皮质激素等使钠盐滞留而引起水肿的患者。

💙 具体做法包括：每餐烹饪用盐控制在 1/2 盐勺或更低；烹饪方式荤菜以炖煮蒸为主、蔬菜以凉拌或水煮为主；调味增咸；提防隐形盐。无盐餐需适量，一周最多两次。无盐饮食期间需检测血钠水平，防止出现低钠血症。

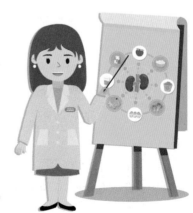

（欧阳彦）

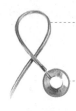

53 肾脏病患者怎样选择盐

对于正常人来说，世界卫生组织建议每人每天摄盐量在 5 克以下，中国营养学会推荐国民每天摄盐量为 6 克。对于大多数肾脏病患者，建议每天食盐摄入量控制在 3~4 克，然而有些特殊的肾脏疾病，如 Bartter 综合征等失盐性肾病，则不能低盐。科学控盐能延缓肾脏病进展，提高生活质量，降低病死率。

日常生活中有各种各样的食盐，肾脏病患者该如何选择食用盐呢？

❓ 如何正确认识和学会选择盐？

食盐的主要成分是氯化钠，同时含有少量水、杂质，以及其他铁、磷、碘、钾等元素。氯化钠中的钠离子（Na^+）是人体不可缺少的化学元素，广泛存在于人体各种组织器官内，调节体内水分，增强神经肌肉兴奋性，维持人体内环境的平衡和正常血压，同时也带给我们味觉上"咸"的感受，让我们享受到食物的美味。

正常情况下，成人每天膳食中摄取钠为 1~2 克（1 克食盐含钠约 393 毫克，1~2 克钠相当于食盐 3~5 克），这就足以满足一般的生理需要。钠和水是一对孪生姐妹，形影不离，当体液中钠离子含量增高时，水也增多，这样肾脏病患者更易出现水肿、血压升高、蛋白尿增多等症状，甚至心血管事件及全因死亡风险倍增。因此患者出现严重水肿和高血压，应该禁盐，建议先无盐饮食 3~5 天，就是连含盐的食物如碱发馒头、咸糕点、小苏打、酱油等都在禁忌之列；待水肿消退、血压控制稳定以后，建议增加摄盐量到每天 1~2 克；一旦水肿完全消失、血压维持在目标值，建议增加摄盐量到 3~4 克后保持下去。

目前市面上可供选择的食盐种类较多，如普通精制盐、海盐、低钠盐、加碘盐、低碘盐等。各种盐的配料成分均以氯化钠为主，同时含有一部分如氯化钾、碘酸钾、亚铁氰化钾等。

肾脏病患者需要谨慎选择低钠盐。低钠盐的显著特点就是钠含量减少、钾含量增多、低钠盐与普通钠盐相比，氯化钠含量减少25%~30%，为保证"咸"的鲜味，同时又添加了20%~30%的氯化钾成分。对于肾脏病中晚期，尤其维持性透析患者，肾脏排钾能力逐渐下降，易出现高钾血症，如果这部分人群再食用了含钾成分高的低钠盐，高血钾的风险增大，时刻都会威胁生命！

同时，因肾脏病患者常存在免疫功能紊乱，易合并自身免疫性甲状腺疾病、甲状腺功能异常等，控盐同时还应按照内分泌专科医生指导选择低碘盐甚至无碘盐。

❓ 如何避免摄盐过量？

日常饮食中摄入的盐分除来自食盐，还来自食物本身的"隐形盐"。各种食物按含钠量多少分档如下：

◦ 含盐丰富：大酱、咸肉、腌制食品、黄油、玉米片粥、酸黄瓜、熏火腿、乌贼干、青橄榄、午餐肉、燕麦片、消毒干酪、土豆片、椒盐卷饼、海藻、虾、苏打饼干、酱油、番茄酱等多种方便食品；还有许多快餐和零食如薯片、锅巴、蜜饯、方便面、汉堡、甜饮料等。

◦ 含盐一般：牛肉、甜食、糖果、蛋、羔羊肉、奶、猪肉、禽类、嗜盐蔬菜（菠菜、甜菜、裙带菜、芹菜和胡萝卜）、某些鱼（鳕鱼、黑线鳕、鲑鱼和金枪鱼，含钠量与制备方法有关）、小牛肉和酸奶酪。

◦ 含盐微量：猪油、豆类、多数新鲜水果与蔬菜、黑麦粉、起酥油、大豆粉、糖、植物油、麦麸和小麦粉。

肾脏病患者应熟悉各种食物中大概含盐量高低，警惕"隐形盐"，避免食用富含盐的食物，并尽可能减少外出就餐，才能防范盐过量。

❓ 有哪些控盐小技巧？

肾脏病患者因治疗疾病而长期忍受药的"苦"，在日常生活中若能掌握些控盐小技巧，亦能感受食物味的"鲜"，尽可能享受有品质的"食"生活！

◦ 采购技巧：采购时要养成查看食物标签的习惯，选择含钠低的食材。

◦ 擅用烹饪小技巧

• 学会计算每天摄入食盐的量，可使用食盐测量勺，也可使用啤酒瓶盖估算。如用啤酒瓶盖舀盐，平平一瓶盖为 5~6 克，肾脏病患者每天盐的摄入量控制在半啤酒瓶盖（约 3 克）。还要计算其他调味剂的盐含量，如 3 克食盐＝酱油 15 毫升＝黄酱 10 克。

- 尽量利用食物本身的味道，多采用蒸、炖、煮等烹饪方式，少放盐。
- 多放醋、少放糖：酸味可强化咸味，甜味可掩盖咸味。烹制菜肴时，可多用醋、柠檬汁等酸味调味汁替代一部分盐和酱油。
- 多选择本身有味道的食材，如烹饪时适当利用葱、姜、蒜等特殊味道，或洋葱、番茄、青椒、胡萝卜等食物本身的味道，来减少食盐摄入量及提升菜的口感。
- 炒菜时不放盐，可将盐放入芡汁里，也可在关火后或只在进餐时放少量盐。
- 尽量不要喝菜汤，因菜汤中溶有更多的盐。

总之，肾脏病患者须正确认识"盐多必湿"（水钠潴留）的危害，掌握科学择盐的知识，既能防止盐失控，又能保证生活好品质！

💙 肾脏病患者出现高血压、水肿症状时需要控制盐的摄入，失盐性肾病则无须控盐。

💙 因低钠盐中钾含量较高，肾脏病患者需慎用，并根据是否合并甲状腺疾病，听从内分泌科医生意见决定是否选择低碘或无碘盐。

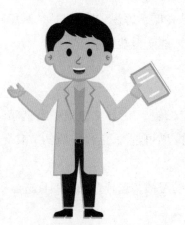

💙 识别含盐多的食物，减少外出就餐，掌握减少盐的烹饪技巧，合理控盐。

（岑　俊）

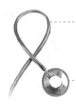

54 肾脏病患者该怎么喝水

? 人为什么要喝水?

水是人体生命活动的基本介质,是构成细胞内外液的主要成分,人体内水含量占 50%~60%。每日摄入的水加细胞代谢产生的水为 1.5~3.0 L。人体通过不同途径排出水分,最主要的途径是尿液,因此肾脏在排除多余水分中发挥了至关重要的作用。据生理学家研究,人不吃东西只喝水,我们的生命尚可存活几周,若断水却只能活几天。身体的血液、肌肉、皮肤、五脏六腑等的正常运行,都受水的影响。水在人体内的重要性,主要体现在可以参与人体内物质的代谢,调节体温,润滑组织和关节,降低有害物质在肾脏内的浓度,从而有效地保护肾脏。

肾脏是调节水排泄的主要器官。肾脏每日排泄体内固定代谢产物 30~40 克,而每溶解 1 克溶质需 15 毫升水,即使肾脏发挥最大浓缩功能,每日尿量至少也需要 500~600 毫升才能充分排出代谢废物,因此正常成人每日尿量需 800~1 300 毫升。如果喝水少,则排尿也偏少,这无疑会增加肾脏排除毒物及代谢废物的负担,加重肾脏损害。所以说,对正常人而言,生活中要多喝水,以便促进体内废物的排泄。医学数据建议:每天适宜的饮水量大概为 2 000 毫升,不少于 1 500 毫升,最好也不多于 2 500 毫升。

? 肾脏病患者如何正确喝水?

诚然,对于正常人来说,适当多饮水是个好习惯,有益于身体健康;但是,对于慢性肾脏病患者而言,不能简单地以"多喝好"还是"少喝好"来评判,少喝固然可能无益,但如果不根据病情,盲目奉行"每天八杯水"的理论,恐怕会酿成大患,所以,合理饮水才是关键。喝水不在于多,而在于会不会喝。

人体是一个非常完善的调节系统,喝水的多少应根据实际需要调整。

• 对于健康人群，如果口渴，想喝水，又能喝的下，那就放心喝吧。此外，对于经常尿路感染的人，平时一定要养成多喝水的习惯，充分发挥水对尿道的"冲洗"作用，避免细菌繁殖；而对于泌尿系结石患者，大量喝水对所有成分结石都有防治作用，如无禁忌，可大量喝水（可达 2 500~3 000 毫升 / 天），夜间也要喝水，这样可加快尿液的排出（维持尿量 2 000~3 000 毫升 / 天以上），把在肾脏中沉淀和积聚的钙质、杂物排出体外。

• 慢性肾脏病患者首先应该学会每天自查，观察自己眼睑有无水肿，按压胫前和脚踝处有无凹陷，尿量是否正常。

• 慢性肾炎、肾病综合征缓解期及慢性肾功能不全早期患者，如果没有发现水肿，应该正常喝水，不用刻意限水，尤其是在腹泻、天热出汗多的情况下，若自觉口渴仍不及时补充水分，长时间的缺水就会造成肾脏灌注下降，反而不利于肾脏疾病的恢复。

• 慢性肾炎、肾病综合征合并水肿、慢性肾功能不全尿量减少等情况下，喝水就不能随心所欲了，因为喝进去排不出，水潴留在人体内会加重水肿及高血压。

• 轻度水肿者，饮水量稍加控制即可；但是，在糖尿病肾病大量蛋白尿阶段、肾病综合征开始发病，或者慢性肾功能不全尿量明显减少时，患者水肿常常比较严重，甚至出现胸闷、憋气、腹胀等症状，这时就需要严格控制饮水量，采取"量出为入"的原则。一般来说，可以用前一日尿量 +500 毫升来粗略计算当日所需的饮水量。若出现发热、腹泻、呕吐、大量出汗导致水分额外丢失时，还要加上相应的失水量。同时不要忘记的是，有些食物如汤、粥、水果、牛奶、蔬菜、水果中含有大量的水分，我们需要根据进食情况酌情减少饮水量，这样才能避免摄入过多的水分而加重水肿。

• 血液透析和腹膜透析患者的饮水情况类似，可参考"血液透析患者怎么吃"和"腹膜透析患者怎么吃"这两个章节。

❓ 肾脏病患者如何控制饮水量？

• 固定水杯，根据自己一天能喝的水量，将定量的水盛放在固定的容器，并用固定的水杯，适量分时段饮用。

• 含冰块，确定每日饮水量后，将一部分水制成冰块，口渴的时候，取一小块含于口中。

• 嚼口香糖，咀嚼可以促进唾液分泌，肾脏病患者可以借此以缓解口渴症状。

- 平时要清淡饮食，咸食熟食易引起口渴，不利于控制饮水量，要尽量少食。

- 经常称量体重，若出现短期内不明原因体重增加，要注意观察是否出现水肿，以便及时调整每日的饮水量。

对于肾脏病患者来说，多喝少喝都不完全正确，根据有无水肿、每天尿量合理饮水才是正确的喝水方式。

♡ 尿量正常、无水肿的肾脏病患者可以正常饮水。

♡ 经常尿路感染患者需适当增加饮水量；肾结石患者每日饮水量应达2 500~3 000 毫升。

♡ 当出现尿量减少、水肿甚至胸闷、憋气、腹胀等症状时，就需要严格控制饮水量，采取"量出为入"的原则，即前一日尿量 +500 毫升为当日所需的饮水量，并需加上将饮食中的含水量；若出现发热、腹泻、呕吐、大量出汗导致水分额外丢失时，要加上相应的失水量。

♡ 固定水杯、含冰块、嚼口香糖、清淡饮食均可帮助患者控制饮水量。

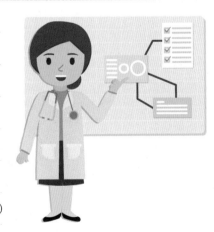

（刘　琨）

肾脏病饮食技巧与食谱

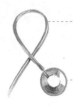

55 什么是 DASH 饮食

DASH 饮食，亦称为"得舒饮食"，英文全称为 dietary approaches to stop hypertension，是 1997 年由美国一项大型高血压防治计划创立的健康饮食方法，早在 2010 年就已被美国膳食指南收录并推广。2018 年初，全球多名世界顶级营养学专家对多个国家和民族的饮食模式进行了比较和评价后进一步证实，DASH 饮食为适合各年龄段的最佳饮食方式，除了能够降低血压，还能有效控制体重，预防包括肾脏病、心脑血管疾病、糖尿病在内的多种慢性疾病。

❓ DASH 饮食有哪些不同之处？

DASH 饮食核心原则为低盐、低脂肪、低胆固醇，配合高镁、高钾、高钙和高纤维素的食物。具体来说，DASH 饮食要求多吃全谷物（含麸皮）、杂豆类，同时增加蔬菜、水果、低脂或脱脂奶制品的比例。这些食物中富含钾、镁等矿物质、维生素及膳食纤维。

DASH 饮食与曾风靡全球的地中海饮食存在一定相似性。但是 DASH 饮食更注重对血压、血脂的调节，而且食材种类来源广泛，更简单易学，局限性小，因此与地中海饮食相比，更易向大众推广，特别是内陆国家和地区。

要注意的是，DASH 饮食并不一定适合对于饮食有特殊要求的患者（尤其是消化道疾病患者），这些患者需要咨询专科医生或营养师。

❓ DASH 饮食该如何烹饪？

DASH 饮食强调食材新鲜、低盐，这样才能更好地享受食物的原汁原味。在烹饪时应该少用高盐酱料，如食用盐、鸡精、酱油等，可以选择葱、姜、蒜、香菜、洋葱、胡椒、辣椒、肉桂、柠檬、醋等作为调味品。另外，应多用凉拌、清蒸、水煮等烹饪方法，并且在食物出锅前再放盐可以有效减少盐分摄入。

❓ DASH 饮食应该怎么吃？

DASH 饮食包含了六大类食物，包括主食、奶制品、蔬菜类、水果类、蛋白质类、油脂及核果种子类。它们的吃法和比例建议如下：以下描述中 1 碗的容量约 250 毫升（约拳头大小），1 汤匙的容量约 15 毫升，1 茶匙的容量约 5 毫升。

◎ **主食**：每天 6~8 份。

1 份主食可为 1 片全麦面包，或 1 碗燕麦粥，或半碗米饭 / 面条，要求至少 2/3 以上为全谷类。可以安排每日三餐中有两餐选用谷类，包括糙米饭、麦片粥、全麦土司、杂粮面包等。每天可以有一餐主食吃精致米面（白饭、面条等），也可在精致米面中加入 2/3 的全谷类和豆类。

◎ **奶制品**：每天 2~3 份。

1 份为 1 杯奶，以低脂或脱脂奶为主，这不仅可以避免高热量、高脂肪摄入，还可补充钙质。除了直接喝牛奶外，还可在奶中加入谷类主食、蔬菜汤等一同制作食物。有乳糖不耐受者，建议选取零乳糖的奶制品。

◎ **蔬菜**：每天 4~5 份。

1 份可为 1 碗新鲜生蔬菜或半碗熟蔬菜。一日三餐中每餐 2~3 样蔬菜，其中必须有绿叶蔬菜，另外可选择瓜类、菌菇类、根茎类、笋类等。其中，瓜类包括黄瓜、西葫芦、丝瓜等；菌菇类包括木耳、银耳、香菇等；根茎类包括莲藕、马铃薯、地瓜、山药、芋头等；笋类包括莴笋、青笋、竹笋等。也可将 1~2 样蔬菜与水果制成蔬果汁，或将蔬菜入饭，做成菜饭。避免菜汁拌饭、盖浇饭。

◎ **水果**：每天 2~3 份。

以新鲜水果为主，最好吃完整水果。每餐结束后可加个中型水果（如奇异果的大小），包括苹果、香蕉、橘子等。这些新鲜水果中富含膳食纤维、钾、镁等，脂肪含量低。偶尔可加食 100% 水果汁、没有额外加糖的水果干（葡萄干、蔓越莓干等）。

◎ **蛋白质丰富的食物**：每天 0~6 份，推荐 0~2 份。

例如 1 个鸡蛋为 1 份，约 28 克肉类（烹饪后）为 1 份。其中以豆制品、不带皮家禽（鸡、鸭等）、鱼为主，瘦肉为主，平均分配。少吃红肉（家畜类）、腌制品、高盐熟食（午餐肉、肉松、培根、香肠等）。表面看得到的油脂及皮要尽量去除。某些不带鳞片的鱼类（如鱿鱼、比目鱼等）、动物内脏、蛋黄类的胆固醇含量高，建议少吃。

◦ 油脂及核果种子类：每天烹饪使用油脂类 2~3 份，1 份为 1 茶匙，约 5 毫升。

选择优质植物油，包括色拉油、葵花油、橄榄油、麻油、花生油等。减少摄入奶油、猪油等动物油，少吃油炸食物。每周可吃 4~5 次坚果，每次分量为一小把（约 28 克），包括花生、腰果、核桃、瓜子等。坚果富含不饱和脂肪酸，但是热量很高，不宜多吃，应避免过咸或裹糖的坚果制品。

◦ 其他：在糖、盐的摄入方面，DASH 饮食建议每周糖类小于 5 汤匙，如 1 汤匙白糖、1 杯甜饮料、半碗冰淇淋。建议每天小于 1 茶匙盐。

❓ DASH 饮食是否适用于所有肾脏病患者？

饮食治疗是肾脏病治疗的重要组成部分，但肾脏病患者往往需要限制蛋白质饮食，容易造成营养不良。DASH 饮食作为全球公认的最佳饮食方式之一，保证了人体必需营养素的摄入，大部分饮理念适用于普通肾脏病患者。由于慢性肾脏病在不同时期的营养治疗方案不同，应结合患者病情变化调整营养治疗方案。对于 GFR ≥ 60 毫升 /（分钟·1.73 平方米）的患者一般不建议进行膳食调整，与一般人群膳食推荐相同，可参照 DASH 饮食标准。但是，对于 GFR<60 毫升 /（分钟·1.73 平方米）的患者，需要适当调整 DASH 饮食中的蛋白质、钠、钾、钙和磷的摄入量。但对于一些特殊肾脏病患者，包括肾小管疾病患者（肾小管酸中毒、Bartter 综合征、Gitelman 综合征等）、营养不良的肾脏病患者、电解质紊乱的患者，均不适合 DASH 饮食。因此，不同类型肾脏病患者应定期进行专业营养咨询和营养监测，根据病情变化及时调整饮食结构，做到"吃得好、吃得对"。

💗 DASH 饮食模式好，慢性病患者可参考。

💗 食材新鲜少用盐，低脂低糖和高纤。

💗 水果蔬菜营养好，加工食品要减少。

💗 肾病患者需微调，遵循医嘱能吃好。

（靳远萌）

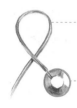

56 什么是地中海饮食

随着经济的发展和生活水平的提高，糖尿病、肥胖等健康问题日益严重。合理的饮食结构，是预防各种代谢性疾病发生和发展的基础。2010 年，地中海饮食被收录为联合国教科文组织非物质文化遗产，受到越来越多的关注。

❓ 什么是地中海饮食？

地中海饮食是指希腊、意大利南部、法国和西班牙等位于地中海沿岸的国家和地区的传统饮食结构，其具体内容包括：

- 以大量水果、蔬菜、土豆、五谷杂粮、豆类、坚果等植物食品为基础。
- 尽量选用当地的、应季的新鲜蔬果作为食材，简化加工过程，尽量减少烹饪过程中维生素及抗氧化剂的损失。
- 烹饪时以橄榄油（富含单不饱和脂肪酸）为主，减少使用动物油及各种人造黄油（富含饱和脂肪酸）。
- 适量的低脂或脱脂牛奶、酸奶及奶酪。
- 每周吃两次鱼或者禽类等低脂肪、高蛋白质的白肉类食物。
- 鸡蛋一周最多吃 7 个，烹饪方式不限（也有建议一周最多吃 4 个）。
- 以新鲜的水果代替甜品。
- 减少红肉摄入，每月 350~550 克，尽量选用瘦肉。
- 进餐时可饮适量红酒。

❓ 中国人如何实践地中海饮食？

越来越多的研究表明，地中海饮食是一种有益于健康的饮食结构，但地中海与我国距离遥远，如何能在中国实现地中海饮食呢？

中国幅员辽阔，南方与北方、沿海与内陆，各地的饮食习惯均有一定差异。地中海饮食虽然有诸多益处，但如果生搬硬套，难免"水土不服"、缺乏可行性。因此，借鉴地中海饮食的要素，形成适合自身且合理均衡的饮食结构至关重要，有以下几方面值得我们中国人学习。

○ 适当增加粗粮、杂粮的比例：《中国居民膳食指南（2016）》推荐每天摄入谷薯类食物 250~400 克，其中全谷物和杂豆类 50~150 克、薯类 50~100 克。谷类的过度精细加工会导致膳食纤维、B 族维生素和矿物质流失。

○ 多吃蔬菜，适当摄入新鲜水果：《中国居民膳食指南（2016）》推荐应餐餐有蔬菜，保证每天摄入 300~500 克蔬菜；对于血糖正常的人，也应每天摄入新鲜水果 200~350 克，果汁不能代替鲜果。

○ 减少动物油的摄入，增加不饱和脂肪酸摄入：我国部分地区有用猪油等动物油烹饪的习惯，应尽量避免。地中海饮食推荐用橄榄油烹饪是其特色之一，但考虑到橄榄油的价格普遍偏贵、口味不符合中国人饮食习惯等，可通过适量的坚果补充不饱和脂肪酸。

○ 多吃奶制品：地中海饮食中奶制品摄入量大且种类丰富。我国大部分地区没有食用奶制品的饮食习惯，虽然近年来已经有所改变，但中国人的奶制品摄入量仍普遍不足。《中国居民膳食指南（2016）》推荐每天应摄入相当于液态奶 300 克的奶制品。

❓ 肾脏患者地中海饮食技巧有哪些？

对于肾脏病患者，若想借鉴地中海饮食，还需关注以下几点。

○ 慢性肾脏病患者注意摄入适当的蛋白质：地中海饮食提倡奶制品及白肉类的摄入，但对于慢性肾脏病患者应注意摄入适当的蛋白质。适当的蛋白质一是指数量上不可过多，也不可过少；二是指质量上尽量摄入优质蛋白质。CKD 1~2 期患者，不论是否患有糖尿病，蛋白质摄入推荐量为 0.8~1.0 克/（千克·天）其中包含 0.8 克/（千克·天）。对于 CKD 3~5 期没有进行透析治疗的患者，蛋白质摄入推荐量为 0.6~0.8 克/（千克·天）。血液透析及腹膜透析患者，蛋白质摄入推荐量为 1.0~1.2 克/（千克·天），当合并高分解代谢急性疾病时，蛋白质摄入推荐量增加到 1.2~1.3 克/（千克·天）。其中至少 50% 来自优质蛋白质。肾病综合征患者参考"25 肾病综合征怎么吃"。

○ 有高钾风险的患者注意避免高钾饮食：地中海饮食主张减少烹调步骤、多吃新鲜蔬果。但对于有高钾风险的患者，尤其是 GFR<60 毫升/（分钟·1.73 平方米）的患者，应注意避免高钾的食物，必要时应用先焯水后烹

调的方法。

◎ 具体问题仍需遵医嘱：总而言之，对于地中海饮食，既不要拒之门外，也不必完全照搬，只要细心留意、开动脑筋，就可以将地中海饮食的有益元素融入我们的饮食习惯中，形成健康的"中国饮食"。肾脏病患者在遵循肾脏病饮食建议的前提下，适当借鉴地中海饮食也是大有裨益的。

💙 地中海饮食是一种健康的饮食结构。

💙 结合我国饮食习惯及肾脏病患者的饮食要求，建议：适当增加粗粮、杂粮的比例；多吃蔬菜，适当摄入新鲜水果，高钾血症患者注意避免高钾饮食；减少动物油的摄入，增加不饱和脂肪酸的摄入；适当摄入奶制品。

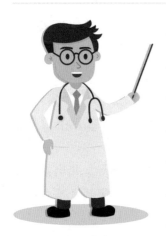

（李　菁　郝传明）

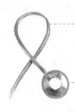

57 什么是麦淀粉饮食

❓ 什么是麦淀粉

麦淀粉是将小麦粉中的蛋白质抽提分离出来，抽提后小麦粉中蛋白质含量从 9.9% 降至 0.6%，以碳水化合物为主，又称为"小麦淀粉"。

❓ 为何要用麦淀粉

急性肾炎、急性肾功能不全、慢性肾衰竭等患者，饮食治疗的关键在于尽量减少蛋白质的摄入，以求最大限度地减轻肾脏代谢负担。以麦淀粉代替部分或全部主食，可以减少植物蛋白的摄入，以优质蛋白质（如鱼、肉、禽、蛋等）补充从主食中节约下来的蛋白质；同时因麦淀粉中碳水化合物含量高，所以提供的热量也多，能够保证患者在低蛋白质饮食的情况下摄入充足的热量。

国家卫生和健康委员会发布的《慢性肾脏病患者膳食指导》指出：为了减轻肾脏负担，减少低效价植物蛋白的摄入，肾脏病患者应限制米类、面类等含较高植物蛋白的主食摄入，采用小麦淀粉（或其他淀粉）作为主食部分代替普通米类、面类，也可选用马铃薯、白薯、藕、山药、芋头等富含淀粉的食物替代普通主食。大米、面粉等含低效价植物蛋白量分别为 6.8% 和 9.9%，而麦淀粉含植物蛋白 0.3%~0.6%，所以，麦淀粉饮食可供给更多高效价动物蛋白，减少低效价植物蛋白，以提高膳食中必需氨基酸的供给量，从而更有利于减少植物蛋白的摄入和含氮废物累积，达到减轻肝肾负担、延缓肾功能恶化和并发症的出现、改善蛋白质营养不良、增加身体抵抗力的目的。在每日蛋白质限量范围内，用含植物蛋白极低的麦淀粉或其他淀粉全部或部分代替大米、面粉等主食，以满足能量的需要，将节约下来的蛋白质用高效价蛋白质食物如鸡蛋、牛乳、瘦肉等补充。

❓ 麦淀粉饮食主要包含哪些食物？

麦淀粉、土豆、山药、芋艿、粉皮、粉条，商品化的低蛋白大米、低蛋白面粉、低蛋白面条等。其他淀粉类如玉米淀粉、土豆淀粉、红薯淀粉、藕粉、荸荠粉等都可以用于慢性肾脏病患者。

❓ 麦淀粉饮食有哪些特点？

以麦淀粉制作的主食质地较硬，不易消化吸收，患者食后容易出现腹部饱胀感，加之肾脏病患者一般采用低盐饮食，因此若制成馒头等简单主食，容易令人感到单调、无味。因此，可在麦淀粉中添加优质蛋白质，也可将面粉与淀粉按比例混合，可以起到改善质感和口感的效果。麦淀粉食物最好现吃现做，防止淀粉老化影响口感。

❓ 如何获得麦淀粉？

○ 自制：面粉 2 斤加盐少许，加水 500 mL 揉成面团，置室温中醒 1~2 小时，待面团醒开后加 3~4 倍的水，用手轻捏面团，将淀粉洗入水中。如此反复捏洗 4~5 次，直至面团洗至无浮粉为止。将淀粉浆水集中、静置、沉淀，收集下层的淀粉浆，盛于布袋中沥干、压碎即为麦淀粉。

○ 市售麦淀粉：超市、部分医院的营养科有售。

○ 麦淀粉可以加工成各种各样的主食：一份麦淀粉用约半份滚开水烫热揉成面团，然后可制成面条、面片、蒸饺、烙饼等。麦淀粉还可制成各色点心，如淀粉蒸饺、淀粉馅饼、烙淀粉饼、淀粉蒸糕、淀粉南瓜饼、淀粉饼干、淀粉粉肠等，丰富低蛋白质饮食的食谱。

💙 麦淀粉是指去除小麦粉中的蛋白质，蛋白质含量仅 0.6%，以碳水化合物为主。

💙 许多急性和慢性肾脏病患者需控制蛋白质摄入量，食用麦淀粉可减少主食中植物蛋白的摄入，从而可摄入更多优质蛋白质，同时麦淀粉中高含量的碳水化合物可为患者提供充足的热量。

（林　力）

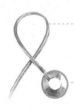

58 麦淀粉饮食食谱

得了肾脏病怎么吃

红糖南瓜饼

特色：①南瓜为低钾、低磷食物。②麦淀粉为基本不含蛋白质、钾、磷的食材。

主料：南瓜 100 克、麦淀粉 100 克、红糖少许（糖尿病患者可不加）。

辅料：植物油 5~10 毫升。

做法

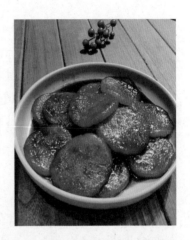

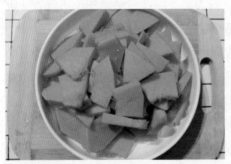

①南瓜洗净去皮，切块后放入水中煮熟。

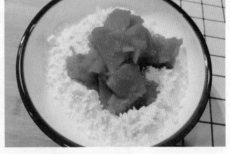

②将煮熟的南瓜趁热与麦淀粉混合。

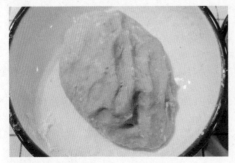

③揉成光滑的面团。

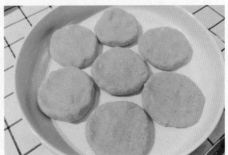

④分成均匀大小的饼状面团。

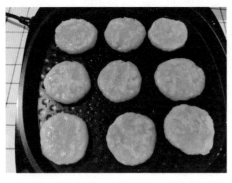

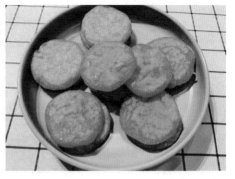

⑤摊入煎锅，放少量植物油，两面煎透。

⑥最后加红糖水煮开即可（糖尿病患者可不加，直接食用，口感也很好）。

麦淀粉茄饼

特色：①茄子为低钾、低磷食物。②麦淀粉为基本不含蛋白质、钾、磷的食材。③1 个鸡蛋所含优质蛋白质 7~8 克。

主料：茄子 1 根、鸡蛋 1 个、麦淀粉 50 克。

辅料：植物油 5~10 毫升，盐 1 克。

做法

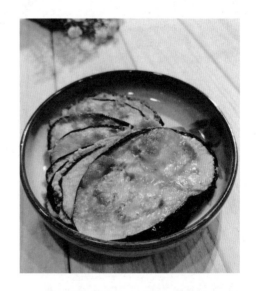

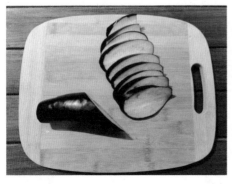

①茄子洗净。

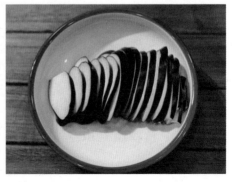

②切成片状。

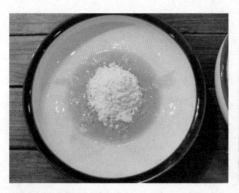

③将蛋液、麦淀粉混合。

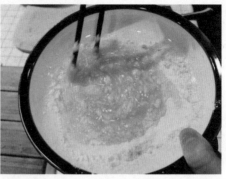

④加盐搅拌至无干粉状。

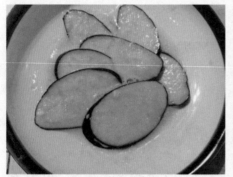

⑤将茄片与蛋糊混合均匀。

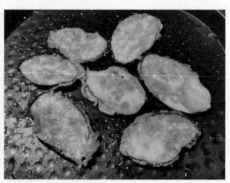

⑥煎透即可出锅。

西葫芦煎饼

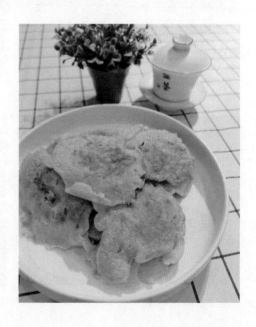

特色：①西葫芦为低钾、低磷食物，亦可用南瓜、茄子等低钾、低磷食物替代。②麦淀粉为基本不含蛋白质、钾、磷的食材。③1个鸡蛋含优质蛋白质7~8克。

主料：西葫芦1根、鸡蛋1个、麦淀粉50克。

辅料：植物油5~10毫升，盐1克。

做法

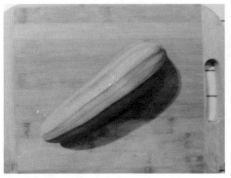

①西葫芦洗净去皮。

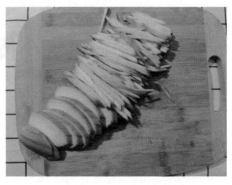

②切成丝。

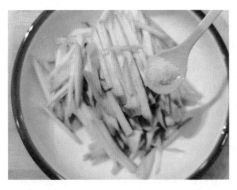

③调入盐1克，并拌匀腌制10分钟，然后倒去多余的水。

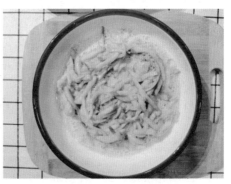

④将腌制的西葫芦与鸡蛋面粉混合均匀。

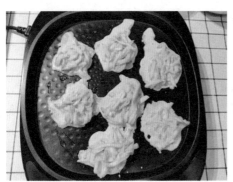

⑤摊入煎锅，每个大小尽量一致。

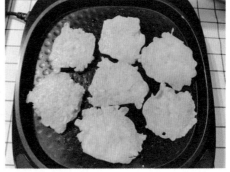

⑥翻面煎透即可出锅。

（顾慧益）

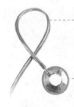

59 限钾小技巧

钾可维持神经肌肉应激性及心脏的正常功能，心脏正常节律的跳动就是由正常的血钾水平所维持的，钾过多或过少都会使心律不齐甚至心脏停搏！因此，维持体内的血钾水平正常是使身体感觉良好和维持心脏健康的关键。除此之外，钾对于维持体液、电解质及酸碱平衡也是必需的。为了使钾能够发挥这些重要的功能，体内的血钾浓度必须维持在 3.5~5.5 毫摩尔 / 升。肾脏具有使血钾浓度维持在正常范围内的功能，血钾浓度过高或过低都是危险的。但是肾脏病的症状不同，限制钾的摄取量也不同。

❓ 哪些措施可将血钾浓度维持在安全水平？

○ 制订饮食计划：在营养师的指导下制订一份合理的钾摄入量饮食计划。

○ 限制水果和蔬菜的摄入：在营养师推荐的摄入量范围内限制水果和蔬菜的摄入。

○ 不要吃菜汤及罐装水果：煮出来的汤汁和水果罐头的糖汁中钾元素丰富，不建议肾脏病患者饮用。

○ 不要用代用盐：或其他含有钾的调味料。

○ 阅读食物标识：确定有无添加钾的成分，如氯化钾。

○ 注意所吃食物分量：几乎所有食物都不同程度地含有钾，因此，如果摄入过多，即使是低钾食物也可能使钾摄入量超过限量。

○ 烹调方法很重要

• 由于钾具有水溶性，所以将食材切成小块其表面积会增大，在水中浸泡时间越长，钾含量越低。

• 将食材在水中浸泡、焯一下，钾会自然溶于水中。

• 蒸、炒、炸等烹制方法不能降低食物中的钾含量，所以最好将食材焯一下水后再进行烹制。

• 菠菜和土豆对此类方法"免疫"，那就是，所以高血钾的肾脏病患者尽量不要食用这两种食物。

（顾慧益）

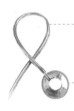

60 限磷小技巧

磷是机体中继钙之后数量最多的矿物质，机体利用磷构建并维持骨骼和牙齿健康、维持正常的神经和肌肉功能。此外，磷还具有维持正常的体液平衡，使蛋白质、脂肪和碳水化合物转变为能量、在组织间和器官间传递信息，合成激素及促进机体利用 B 族维生素等功能。

健康的肾脏可排出机体不需要的过量磷。健康成年人磷的推荐摄入量为每天 800~1200 毫克。均衡、营养的膳食可提供大量的磷，除此之外，很多速食食品、可乐及罐装或瓶装饮料中也含有大量额外添加的磷。控磷，一直是慢性肾脏病（CKD）患者非常关心的问题，尤其是透析治疗患者。

❓ 控磷有哪些小技巧？

日常饮食中高磷食物有很多，如各种奶制品、坚果、肉制品等，通过水煮来去除食物中的磷，是很多医生、营养师推荐的控磷技巧。但是具体该怎么煮，煮多久？

◦ 横切片（垂直肌肉纤维切割）的效果最佳：横切片是指将肌肉纤维切断的一种切法，该法相对于其他形状和竖切片（顺着肌肉纤维切割）方式去磷的效果明显更好，既能让肉质变得更嫩，又能更有效地去除肉中的磷，可谓一举两得。

◦ 高压锅的效果更佳：相比于普通的锅，高压锅能更快速、有效地去除食物中的磷。用高压锅煮 10 分钟，去磷效果相当于普通锅煮 30 分钟。

◦ 30 分钟的效果显著：无论哪种方法，煮 30 分钟后去除磷的效果，都要比煮 10 分钟更好。

提醒一句，这种方法可不适用于加工肉制品，如香肠、火腿等，以上食物的磷含量特别高，还极易被吸收，很大程度上会影响血磷水平，所以建议肾脏病患者避免食用这类食物。

（顾慧益）

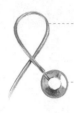

61 去嘌呤小技巧

嘌呤确切来说是指含有嘌呤核的物质的总称，肉类、鱼类、豆类等很多食物都含嘌呤，而且人体内还会生成。嘌呤是能量代谢和细胞代谢等生命活动中不可或缺的物质，是机体的代谢物，最终会转化成尿酸排出体外。

在正常状态时，人体内过多尿酸，约 1/3 经胆道和肠道随粪便排出，约 2/3 经肾脏随尿液排出。肾脏是尿酸排泄的重要器官，如果肾肌酐清除率减少 5%~25%，就可导致高尿酸血症。

❓ 控嘌呤有哪些方式?

◦ 首先要选择低嘌呤食物：详见"附录 4　食物嘌呤含量表"。

◦ 不喝荤汤：嘌呤能够溶于水，研究也证实：水煮 10 分钟后，肉中嘌呤含量迅速降低，而汤中嘌呤含量升高，并随时间延长趋于稳定。

◦ 生肉煮熟后加工：把刚买回来的生肉焯水后，再进行加工烹调。

◦ 不喝酒：酒类虽然嘌呤含量较低，但酒精能够抑制尿酸的排泄，所以"啤酒 + 海鲜容易导致痛风"是有一定道理的。对于，尿酸高的人群，此处的酒不单单是指啤酒，而是指所有含酒精的饮料，如白酒、红酒、黄酒等。

◦ 多饮水：增加尿量，增加尿酸排泄。

（顾慧益）

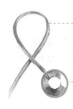

62 慢性肾脏病患者食谱使用方法

　　下面介绍一些慢性肾脏病患者食谱，包括早餐、中餐、晚餐，供读者借鉴。本食谱以膳食蛋白质为主要指标，帮助慢性肾脏病患者方便地计算出一日所需要的蛋白质总量。但是慢性肾脏病患者在限制蛋白质摄入的同时要求摄入足够的热量，因此本食谱的热量不能达到要求时，可以借助麦淀粉来补充所需热量。

◎ 制订食谱具体步骤：

• 计算标准体重：身高（厘米）-105= 标准体重（公斤）。

• 计算每日所需总热量，可参见"36 肾脏病合并肥胖"。

• 计算每天蛋白质的摄入量，可参见"21 慢性肾脏病"。

◎ 按照所需选择食谱：下面的早、中、晚餐食谱均提供食物的热量、蛋白质含量等营养参考指标。

热量换算表
1 克脂肪 =9 千卡
1 克蛋白质 =4 千卡
1 克碳水化合物 =4 千卡
1 千卡 =4.2 千焦

重量折算表
0.5 千克 =500 克 =1 斤 =10 两
1 勺油脂 =10 克脂肪

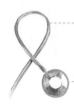

63 低盐优质低蛋白质麦淀粉饮食周计划

星期一

• 早餐：拌生菜 50 克，玉米馒头 50 克，牛奶 200 毫升。

• 早点：藕粉 25 克。

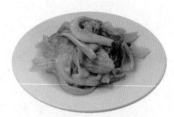

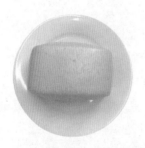 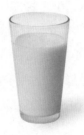 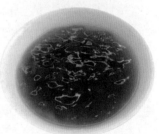

• 午餐：清蒸鲈鱼（鲈鱼 50 克），葫芦瓜番茄（葫芦瓜 100 克、番茄 100 克），花菜汤（花菜 50 克），米饭（干米 100 克）。

• 午点：苹果 200 克。

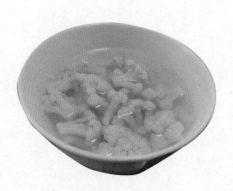 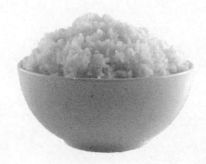

- 晚餐：木耳炒肉（猪瘦肉 40 克、木耳 10 克），炒蓬蒿菜 250 克，麦淀粉面条 100 克。
- 晚点：蒸红薯 200 克。

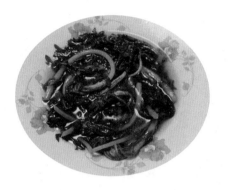 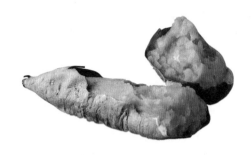

- 全天：盐 2 克，植物油 45 克，生抽 5 克，蒸鱼豉油 5 克。
- 总能量：1 844 千卡，蛋白质：41 克，脂肪：57 克，碳水化合物：300 克，钠：1 462 毫克，钾：1 807 毫克，磷：713 毫克。

小贴士

- 薯类如红薯、紫薯、南瓜、土豆、山药、芋艿等蛋白质含量非常低，可以作为麦淀粉的补充。
- 中国居民膳食指南推荐，每天应摄入蔬菜 300~500 克，其中深色蔬菜占一半以上。

清蒸鲈鱼

【用料】

鲈鱼 50 克，料酒 10 克，小葱 2 根，姜 3 片，蒸鱼豉油 5 克，油 5 克。

【制作】

- 鲈鱼去除鳞片和内脏，清洗干净，放入葱段、姜片，淋上料酒，腌制半小时。
- 蒸锅放水烧开，放入鲈鱼蒸 8 分

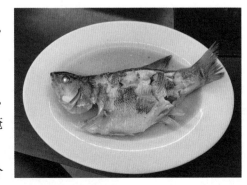

钟。蒸熟后取出撒上蒸鱼豉油。

• 锅中放油，油烧热后浇在鲈鱼上即可。

葫芦瓜番茄

【用料】

葫芦瓜 100 克，番茄 100 克，油 8 克，盐 1 克。

【制作】

• 葫芦瓜和番茄去皮切块备用。

• 锅内放油，先放入番茄煸炒出汁，再倒入葫芦瓜翻炒，加入少量水，翻炒至熟，最后加盐即可。

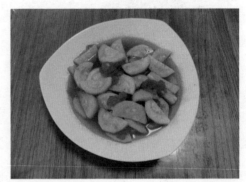

木耳炒肉

【用料】

猪瘦肉 40 克，黑木耳 10 克，生抽 5 克，玉米淀粉 10 克。

【制作】

• 猪瘦肉切成丝，开水中汆一下后捞出，上浆。

• 黑木耳加水泡发后切成丝。

• 锅内放油，放入肉丝翻炒至八成熟，加入木耳丝一起翻炒，最后倒入生抽即可。

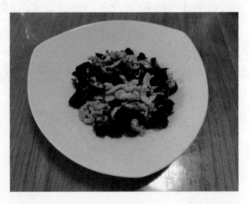

星期二

- 早餐：素菜包（小麦粉75克、小白菜50克），牛奶200毫升。
- 早点：藕粉25克。

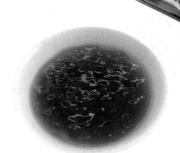

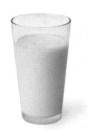

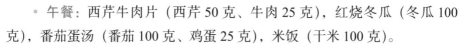

- 午餐：西芹牛肉片（西芹50克、牛肉25克），红烧冬瓜（冬瓜100克），番茄蛋汤（番茄100克、鸡蛋25克），米饭（干米100克）。
- 午点：猕猴桃200克。

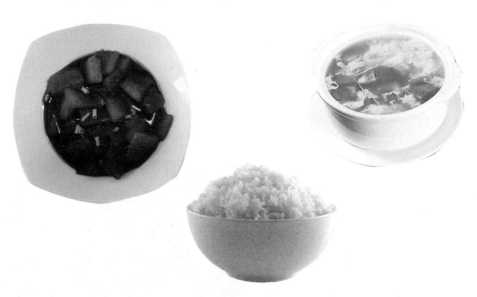

193

肾脏病饮食技巧与食谱

- 晚餐：鸡毛菜鱼丸汤（鸡毛菜 100 克、青鱼肉 40 克），清炒生菜 150
克，麦淀粉饼 100 克。
- 晚点：葱油南瓜 250 克。

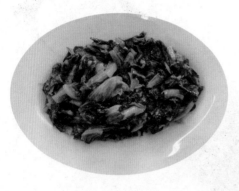
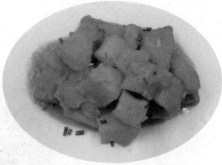

- 全天：盐 2 克，植物油 40 克，老抽 3 克。
- 总能量：1 810 千卡，蛋白质：44 克，脂肪：54 克，碳水化合物：299
克，钠：1 155 毫克，钾：1 886 毫克，磷：721 毫克。

小贴士

- 对于痛风或高尿酸血症患者，荤汤由于嘌呤含量高不能喝，但番
茄蛋汤可以喝哦！
- 中国居民膳食指南推荐，每天应摄入水果 200~350 克。
- 对于糖尿病患者，能否吃水果应根据血糖情况，并应选择升糖指
数（GI）低的水果。
- 对于高钾血症患者，应避免吃含钾量高的水果，如香蕉和柑橘等。

西芹牛肉片

【用料】

西芹 50 克，牛肉 25 克，玉米淀粉
5 克，盐 1 克，油 10 克。

【制作】

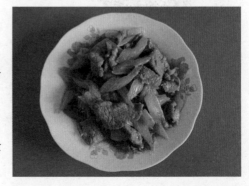

- 牛肉清洗后切片，放入开水中氽
一下后捞出，上浆。

- 西芹去除老茎后切段备用。
- 锅内放油，先放入牛肉片翻炒至八分熟乘出。锅内再倒入少量油，放入西芹翻炒到熟，放入牛肉片一起翻炒，最后加盐即可。

鸡毛菜鱼丸汤

【用料】

鸡毛菜 100 克，青鱼肉 40 克，淀粉 10 克，麻油 2 克。

【制作】

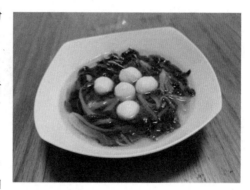

- 青鱼肉馅加入水、淀粉，搅拌后做成丸子形状。
- 鸡毛菜洗净备用。
- 锅内放入水煮开，加入鸡毛菜，然后加入鱼丸，烧熟后加入麻油即可。

麦淀粉饼

【用料】

小麦淀粉 100 克，葱花少许，油 10 克。

【制作】

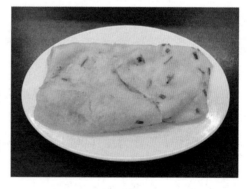

- 麦淀粉用适量开水调成糊状，放少许葱花。
- 平底锅内适量油，油熟后倒入面糊平煎至熟即可。

• 早餐：发糕 40 克，荷包蛋（鸡蛋 50 克），小米粥（小米 25 克）。

• 早点：藕粉 25 克。

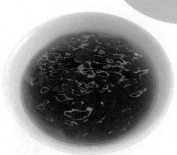

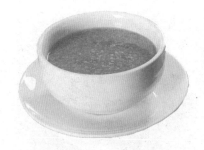

• 午餐：菜肉馄饨（馄饨皮 100 克、青菜 200 克、猪肉馅 30 克）。

• 午点：甜瓜 200 克。

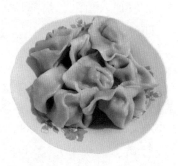

• 晚餐：茄汁鸡片（鸡胸脯肉 30 克、番茄酱 10 克），红烧茄子 250 克，紫菜汤（紫菜 10 克），麦淀粉馒头 100 克。

• 晚点：蒸紫薯 200 克。

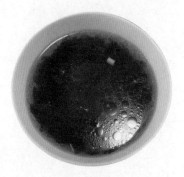

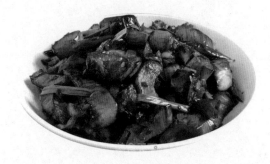

- 全天：盐2克，植物油48克，老抽5克。
- 总能量：1 811千卡，蛋白质：46克，脂肪：59克，碳水化合物：294克，钠：1 129毫克，钾：1 988毫克，磷：704毫克。

> **小贴士**
>
> - 小米属于全谷物，营养丰富，含有丰富的维生素 B_1 和胡萝卜素。中医学认为，小米性味甘咸凉，具有健胃除湿、益肾补虚的功效。
> - 藕粉和葛根粉蛋白质含量很低，可以作为麦淀粉的补充。

菜肉馄饨

【用料】

馄饨皮100克，青菜200克，猪肉馅30克，盐1克，麻油少许，胡椒粉少许。

【制作】

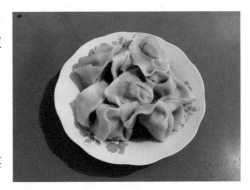

- 青菜洗净切碎，加入少许麻油备用。
- 猪肉馅中加入盐、胡椒粉和水，与青菜碎混合，搅拌上筋做成菜肉馅。
- 菜肉馅包入馄饨皮中。
- 锅中水烧开，放入馄饨，煮熟即可。

茄汁鸡片

【用料】

鸡胸脯肉30克，番茄酱10克。

【制作】

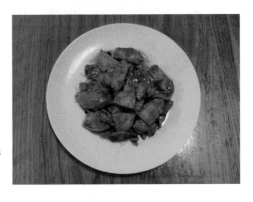

- 鸡胸脯肉洗净切片，上浆备用。
- 锅中倒油，放入番茄酱煸炒出香味后放入鸡片，翻炒至熟即可。

- 早餐：面包 70 克，小番茄 50 克，牛奶 200 毫升。
- 早点：藕粉 25 克。

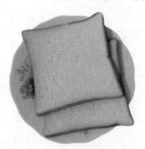 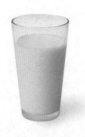 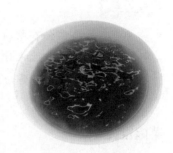

- 午餐：白菜肉丝年糕（年糕 150 克、猪肉 40 克、大白菜 200 克）。
- 午点：猕猴桃 200 克。

- 晚餐：虾仁烧粉丝（虾仁 33 克、粉丝 50 克），什锦西兰花（西兰花 80 克、胡萝卜 20 克），拌芹菜 100 克，麦淀粉米饭（低蛋白质麦淀粉大米 100 克）。
- 晚点：蒸红薯 200 克。

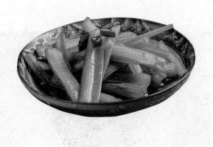 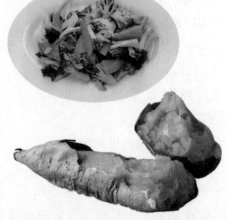

- 全天：盐 2 克，植物油 43 克，生抽 5 克。
- 总能量：1 840 千卡，蛋白质：42 克，脂肪：59 克，碳水化合物：297 克，钠：1 410 毫克，钾：1 691 毫克，磷：712 毫克。

- 粉丝、粉皮、粉条由淀粉制成，蛋白质含量很低，可以作为麦淀粉的补充。
- 目前市场上有成熟的商品化低蛋白质食品，如低蛋白质大米、低蛋白质面粉、低蛋白质面条、低蛋白质馒头等，均由小麦淀粉、玉米淀粉、红薯淀粉等制成，烹调操作方便，大大方便了慢性肾脏病患者。

白菜肉丝年糕

【用料】

年糕 150 克，猪肉 40 克，大白菜 200 克，盐 1 克，玉米淀粉 5 克。

【制作】

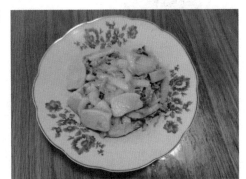

- 年糕切片，放水里浸泡备用。
- 猪肉切丝，放开水中汆一下捞出，上浆。
- 大白菜洗净切片。
- 锅中倒油，放入肉丝翻炒至七成熟盛出。
- 锅中再倒入油，放入大白菜和年糕翻炒，年糕变软后倒入肉丝一起翻炒，最后加盐即可。

虾仁烧粉丝

【用料】

虾仁 33 克，粉丝 50 克，大葱适量，玉米淀粉 3 克，生抽 3 克，胡椒粉少量。

【制作】

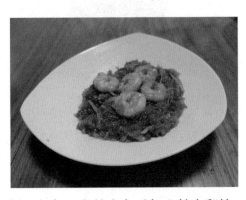

- 粉皮洗净后用水浸泡片刻。
- 虾仁加入少量胡椒粉、玉米淀粉上浆。
- 锅中倒油，放入大葱煸炒出香味后倒入虾仁，翻炒变色后加入粉皮翻炒，最后倒入生抽调味即可。

• 早餐：花卷（小麦粉 50 克），蒜蓉拌黄瓜 50 克，牛奶 200 毫升。

• 早点：藕粉 25 克。

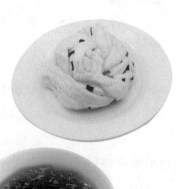

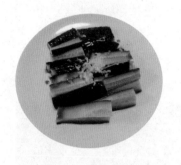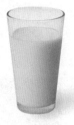

• 午餐：虾仁炒蛋（虾仁 20 克、鸡蛋 20 克），炒刀豆 150 克，香菇土豆片（香菇 20 克、土豆 60 克），海带汤（海带 50 克），米饭（干米 100 克）。

• 午点：梨 200 克。

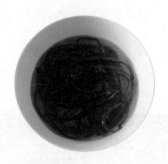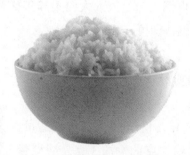

• 晚餐：葱烤大排（猪大排 50 克），炒苋菜 150 克，冬瓜汤（冬瓜 50 克），麦淀粉饼（小麦淀粉 100 克）。

• 晚点：糖拌西红柿（番茄 150 克、白砂糖 5 克）。

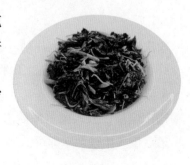

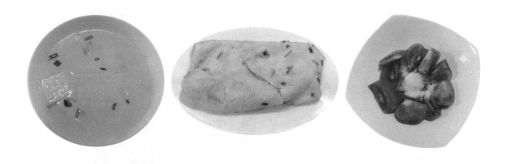

- 全天：盐2克，植物油40克，老抽3克，生抽8克。
- 总能量：1 820千卡，蛋白质：44克，脂肪：58克，碳水化合物：295克，钠：1 062毫克，钾：1 881毫克，磷：703毫克。

小贴士

- 土豆虽然蛋白质含量低，但含钾量高，如存在高钾血症则需避免。
- 低盐饮食平时可善用大蒜、小葱、大葱、花椒等香料增加食物的风味，有助于提高食欲。
- 糖拌西红柿不适合糖尿病患者，建议肾脏病合并糖尿病患者不加白砂糖，直接吃西红柿。

虾仁炒蛋

【用料】

虾仁20克，鸡蛋20克，盐1克。

【制作】

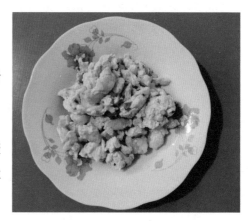

- 虾仁加入少量胡椒粉、玉米淀粉上浆。
- 鸡蛋打匀备用。
- 锅内放油，先放入虾仁翻炒至变色，倒入鸡蛋翻炒，最后加入盐即可。

香菇土豆片

【用料】

香菇20克，土豆60克，生抽3克。

【制作】

- 干香菇用水泡发后切成小块。
- 土豆切片。
- 锅中倒油，放入香菇煸炒，再放入土豆片翻炒，加入少量水，最后放入生抽调味即可。

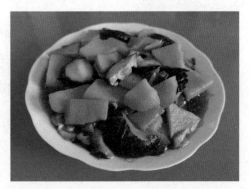

葱烤大排

【用料】

猪大排50克，小葱6根，料酒5克，胡椒粉少许，生粉5克，老抽3克，生抽3克，白砂糖5克。

【制作】

- 大排正反两面均用刀背剁松。
- 放入开水中氽一下捞出，加入料酒、少许胡椒粉腌制半小时。
- 腌制好的大排加入适量生粉，抓匀待用。

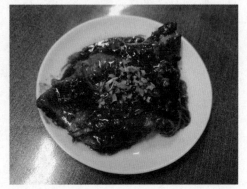

- 热锅凉油，放入大排炸到表面金黄色捞出。
- 将锅里炸大排的油全部倒出，加入小葱翻炒变色。
- 加入炸好的大排，倒入老抽、生抽、白砂糖，少许水，大火烧开就再烧1分钟左右即可。

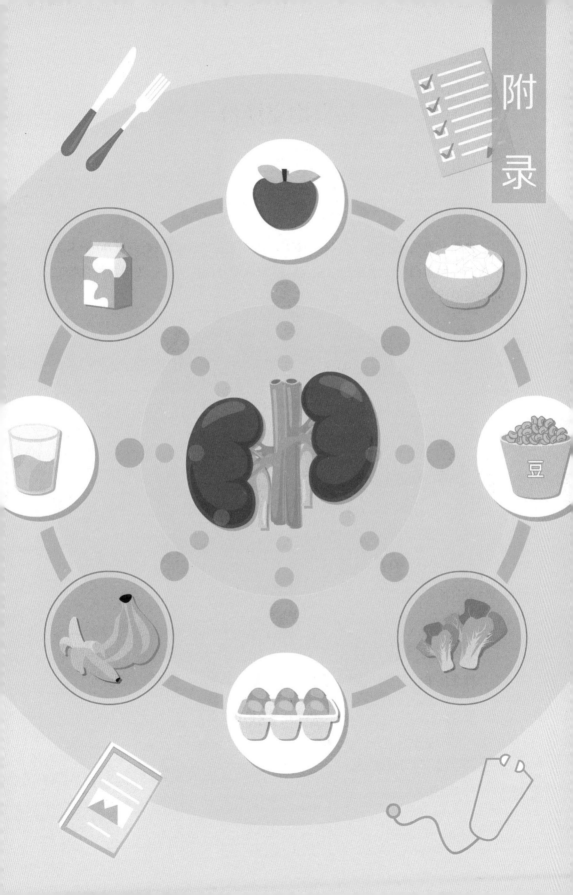

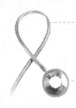

附录 **1** 食物交换份

食物交换份是将常用食物按其所含营养素的近似值归类，以 90 千卡为一份，按照蛋白质、脂肪和碳水化合物的合理分配比例，归类出每种食物之间的交换质量。同类之间可以互换，不同类之间不可交换。

第 1 类: 谷薯类

每交换单位提供热量 90 千卡，蛋白质 2 克，碳水化合物 20 克。

表　等热量谷薯类交换表（克）

食物	重量（克）	食物	重量（克）
大米、小米、糯米、薏米、高粱米、玉米糁、面粉、米粉、玉米面	25	烧饼、烙饼、馒头、咸面包、窝窝头、生面条、魔芋面条	35
各种挂面、通心粉、燕麦片、莜麦片、荞麦面、苦荞面	25	马铃薯	100
绿豆、红豆、芸豆、干豌豆	25	湿粉皮	150
干粉条、干莲子、油条、油饼、苏打饼干	25	鲜玉米（带棒心）	200

第 2 类: 蔬菜类

每交换单位提供热量 90 千卡，蛋白质 5 克，碳水化合物 17 克。

表　等热量蔬菜交换表（克）

食物	重量（克）	食物	重量（克）
大白菜、圆白菜、菠菜、油菜、苋菜	500	倭瓜、南瓜、菜花	350
芥蓝、韭菜、茼蒿	500	豇豆、扁豆、洋葱、蒜苗	250

食物	重量（克）	食物	重量（克）
芹菜、苤蓝、莴笋、油菜	500	胡萝卜	200
西葫芦、西红柿	500	山药、荸荠、藕、凉薯	150
冬瓜、苦瓜、黄瓜、丝瓜	500	慈菇、百合、芋头	100
萝卜、青椒、茭白、冬笋	400	毛豆、鲜豌豆	70

第3类：水果类

每交换单位提供热量90千卡，蛋白质1克，碳水化合物21克。

表 等热量水果交换表（克）

食物	重量（克）	食物	重量（克）
柿子、香蕉、鲜荔枝	150	草莓	300
梨、桃、苹果、橘子、橙子、柚子、猕猴桃、李子、杏、葡萄	200	西瓜	500

第4类：肉、蛋类

每交换单位提供热量90千卡，蛋白质9克，脂肪6克。

表 等热量肉、蛋类交换表（克）

食物	重量（克）	食物	重量（克）	食物	重量（克）
热火腿、香肠	20	兔肉	100	鸡蛋清	150
肥瘦猪肉	25	鸡蛋粉	15	水发海参	350
熟叉烧肉、午餐肉、酱牛肉、酱鸭、大肉肠	35	鸡蛋（1个，带壳）、鸭蛋、松花蛋、鹌鹑蛋（6个，带壳）	60	鲫鱼、对虾、青虾、鲜贝	80
瘦猪肉、牛、羊肉、带骨排骨、鸭肉、鹅肉	50	带鱼、草鱼、鲤鱼、比目鱼、大黄鱼、黑鲢	80	蟹肉、水发鱿鱼	100

第5类：豆类

每交换单位提供热量90千卡，蛋白质9克，脂肪4克，碳水化合物4克。

表 等热量豆类交换表（克）

食物	重量（克）	食物	重量（克）	食物	重量（克）
腐竹	20	豆腐丝、豆腐干	50	北豆腐	100
大豆、大豆粉	25	油豆腐	30	南豆腐	150

第 6 类：奶类

每交换单位提供热量 90 千卡，蛋白质 5 克，脂肪 5 克，碳水化合物 6 克。

表 等热量奶类交换表（克）

食物	重量（克）	食物	重量（克）
奶粉	20	牛奶、羊奶	160
脱脂奶粉、乳酪	25	无糖酸奶	130

第 7 类：油脂坚果类

每交换单位提供热量 90 千卡，脂肪 10 克。

表 等热量油脂坚果类交换表（克）

食物	重量（克）	食物	重量（克）	食物	重量（克）
花生油、香油、玉米油	10	猪油、牛油、黄油	10	葵花籽（带壳）	25
菜籽油、豆油、红花油	10	核桃、杏仁、花生米	25	西瓜子（带壳）	40

注：数据来源于《中国食物成分表 2002》和《中国食物成分表 2004》。

肾脏病食物交换份

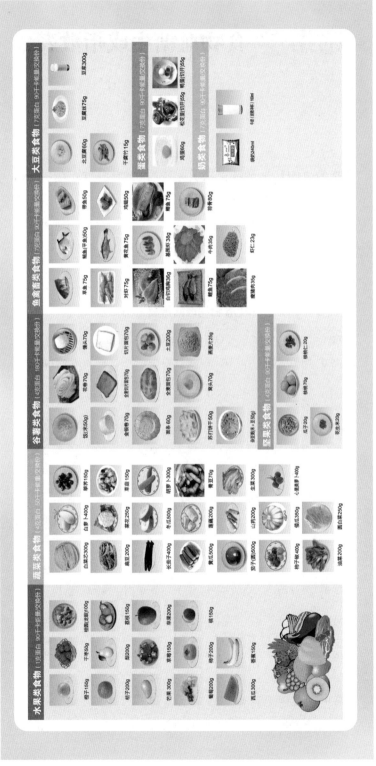

注：肾脏病食物交换份是将食物按照来源、性质分成1克、4克、7克三大类九小类，同类食物在一定重量内所含的蛋白质、脂肪、碳水化合物和热量基本相似，不同类食物之间所提供的热量也是相似的，肾脏病患者可根据病情在治疗原则范围内灵活互换，提高饮食自我管理技能，坚持饮食控制行为。

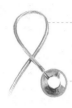

附录 **2** 食物血糖生成指数表

血糖生成指数（GI）是衡量食物引起餐后血糖反应的有效指标，高 GI 的食物，进入胃肠后消化快、吸收率高，葡萄糖释放快，葡萄糖进入血液后峰值高；低 GI 食物，在胃肠中停留时间长、吸收率低，葡萄糖释放缓慢，葡萄糖进入血液后的峰值低。通常认为，GI<55 为低 GI 食物；55~75 为中等 GI 食物；>75 为高 GI 食物。

表　常见食物的血糖指数（GI）

食物名称	GI	食物名称	GI	食物名称	GI	食物名称	GI
麦芽糖	105.0	馒头 + 黄油	68.0	黄荞麦	54.0	肉馅馄饨	39.0
葡萄糖	100.0	米饭 + 蒜苗 + 鸡蛋	68.0	红薯（生）	54.0	扁豆	38.0
棍子面包	90.0	荞麦面馒头	66.7	芭蕉	53.0	西红柿汤	38.0
牛肉面	88.6	黄豆挂面	66.6	荞麦方便面	52.3	米饭 + 鱼	37.0
馒头	88.1	大麦粉	66.0	猕猴桃	52.0	苹果	36.0
白面包	87.9	菠萝	66.0	香蕉	52..0	梨	36.0
糯米饭	87.0	大麦粉面包	66.0	山药	51.0	酸乳酪	36.0
绵白糖	83.8	大米糯米粥	65.3	玉米面粥	50.9	苕粉	34.5
大米饭	83.2	蔗糖	65.0	黑麦粉面包	50.0	绿豆挂面	33.4
米饼	82.0	黑豆汤	64.0	馒头 + 酱牛肉	49.4	藕粉	32.6
烙饼	79.6	甜菜	64.0	馒头 + 芹菜炒鸡蛋	48.6	脱脂牛奶	32.0
玉米片	78.5	葡萄干	64.0	饼 + 鸡蛋炒木耳	48.4	炖豆腐	31.9
煮红薯	76.7	土豆	62.0	酸奶	48.0	杏干	31.0
华夫饼干	76.0	小米粥	61.5	蒸芋头	47.7	桃	28.0
南瓜	75.0	汉堡包	61.0	达能闲趣香脆	47.1	菜肉馅饺子	28.0
油条	74.9	冰激凌	61.0	燕麦麸面包	47.0	绿豆	27.2

食物名称	GI	食物名称	GI	食物名称	GI	食物名称	GI
米饭＋猪肉	73.3	油炸土豆片	60.3	大麦粒面包	46.0	四季豆	27.0
蜂蜜	73.0	比萨饼	60.0	乳糖	46.0	牛奶	27.0
土豆泥	73.0	荞麦面条	59.3	罗马诺豆	46.0	降糖奶粉	26.0
西瓜	72.0	酥皮糕点	59.0	通心粉	45.0	柚	25.0
苏打饼干	72.0	米饭＋蒜苗	57.9	混合谷物面包	45.0	李子	24.0
煮小米	71.0	黑五类粉	57.9	葡萄	43.0	豆腐干	23.7
胡萝卜	71.0	米饭＋芹菜＋猪肉	57.1	柑	43.0	果糖	23.0
大米粥	69.4	小麦粉面条	55.0	黑米粥	42.3	樱桃	22.0
小麦片	69.0	煮玉米	55.0	老年奶粉	40.8	煮黄豆	18.0
全麦粉面包	69.0	燕麦麸	55.0	可乐饮料	40.3	雪魔芋	17.0
玉米面	68.0	芒果	55.0	达能牛奶香脆	39.3	五香豆	16.9
芬达软饮料	68.0	爆玉米花	55.0	菜肉包	39.1	猪肉炖粉条	16.7

注：数据来源于《中国食物成分表2002》和《中国食物成分表2004》。

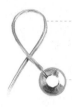

附录 3 常见食物成分查询表（患者版）

因慢性肾脏病分期不同且病情复杂，建议先咨询主管医生或营养师，再参考并应用本查询表（以每100克可食部计算）。

类	食物	能量/千卡	蛋白质/克	磷/毫克	磷/蛋白质	脂肪/克	水分/克	钾/毫克	钠/毫克	钙/毫克	镁/毫克	铁/毫克
谷薯类	淀粉（小麦）	351	0.2	33	165	0.5	13.1	8	3	14	5	0.6
	马铃薯（土豆）	77	2	40	20	0.2	79.8	342	2.7	8	23	0.8
	淀粉（马铃薯）	332	0.1	40	400	0.1	17.4	32	5	22	—	1.8
	米粉	346	0.4	45	112.5	0.8	12.7	19	52.2	11	6	2.4
	甘薯（白心）	106	1.4	46	32.9	0.2	72.6	174	58.2	24	17	0.8
	米饭（蒸）（均值）	116	2.6	62	23.8	0.3	70.9	30	2.5	7	15	1.3
	花卷	214	6.4	72	11.3	1	45.7	83	95	19	12	0.4
	面条（富强粉，切面）	286	9.3	92	9.9	1.1	29.2	102	1.5	24	29	2
	面筋（油面筋）	493	26.9	98	3.6	25.1	7.1	45	29.5	29	40	2.5
	馒头（均值）	223	7	107	15.3	1.1	43.9	138	165.1	38	30	1.8
	稻米（均值）	347	7.4	110	14.9	0.8	13.3	103	3.8	13	34	2.3
	糯米（均值）	350	7.3	113	15.5	1	12.6	137	1.5	26	49	1.4
	小麦面粉（富强粉）	361	12.3	114	9.3	1.5	10.8	128	2.7	27	32	0.7
	玉米（鲜）	112	4	117	29.3	1.2	71.3	238	1.1	—	32	1.1
	玉米糁（黄）	297	7.4	143	19.3	1.2	12.5	177	1.7	49	151	0.2
	挂面（标准粉）	348	10.1	153	15.1	0.7	12.4	157	150	14	51	3.5
	小米（黄）	355	8.9	158	17.8	3	9.7	335	0.6	8	50	1.6
	玉米面（白）	353	8	187	23.4	4.5	13.4	276	0.5	12	111	1.3
	小麦粉（标准粉）	349	11.2	188	16.8	1.5	12.7	190	3.1	31	50	3.5

类	食物	能量／千卡	蛋白质／克	磷／毫克	磷／蛋白质	脂肪／克	水分／克	钾／毫克	钠／毫克	钙／毫克	镁／毫克	铁／毫克
谷薯类	薏米（薏仁米）	361	12.8	217	17	3.3	11.2	238	3.6	42	88	3.6
	小米	361	9	229	25.4	3.1	11.6	284	4.3	41	107	5.1
	荞麦面	329	11.3	243	21.5	2.8	14.2	304	0.9	71	151	7
	莜麦面	380	13.7	259	18.9	8.6	8.8	255	1.8	40	62	3.8
	荞麦	337	9.3	297	31.9	2.3	13	401	4.7	47	258	6.2
	南瓜粉	343	7.1	307	43.2	2.1	6.2	411	83.6	171	18	27.8
	高粱米	360	10.4	329	31.6	3.1	10.3	281	6.3	22	129	6.3
	黑米	341	9.4	356	37.9	2.5	14.3	256	7.1	12	147	1.6
	青稞	342	8.1	405	50	1.5	12.4	644	77	113	65	40.7
蔬菜类	木耳（水发，黑木耳）	27	1.5	12	8	0.2	91.8	52	8.5	34	57	5.5
	冬瓜	12	0.4	12	30	0.2	96.6	78	1.8	19	8	0.2
	方瓜	14*	0.8	13	16.3	tr	95.8	4	4.4	40	9	0.2
	葫芦	16	0.7	15	21.4	0.1	95.3	87	0.6	16	7	0.4
	胡萝卜（黄）	46	1.4	16	11.4	0.2	87.4	193	25.1	32	7	0.5
	佛手瓜	19	1.2	18	15	0.1	94.3	76	1	17	10	0.1
	荷兰豆	30	2.5	19	7.6	0.3	91.9	116	8.8	51	16	0.9
	柿子椒	25	1	20	20	0.2	93	142	3.3	14	12	0.8
	结球甘蓝（紫）	19	1.2	22	18.3	0.2	91.8	177	27	65	15	0.4
	茄子（均值）	23	1.1	23	20.9	0.2	93.4	142	5.4	24	13	0.5
	西红柿（番茄）	20	0.9	23	25.6	0.2	94.4	163	5	10	9	0.4
	黄瓜	16	0.8	24	30	0.2	95.8	102	4.9	24	15	0.5
	萝卜（心里美）	23	0.8	24	30	0.2	93.5	116	85.4	68	34	0.5
	南瓜（倭瓜）	23	0.7	24	34.3	0.1	93.5	145	0.8	16	8	0.4
	青蒜	34	2.4	25	10.4	0.2	90.4	168	9.3	24	17	0.8
	甘蓝（卷心菜）	24	1.5	26	17.3	0.2	93.2	124	27.2	49	12	0.6
	白萝卜	23	0.9	26	28.9	0.1	93.4	173	61.8	36	16	0.5
	生菜（叶用莴苣）	15	1.3	27	20.8	0.3	95.8	170	32.8	34	18	0.9
	丝瓜	21	1	29	12	0.2	94.3	115	2.6	14	11	0.4
	海带（浸）	16	1.1	29	26.4	0.1	94.1	222	107.6	241	61	3.3

类	食物	能量/千卡	蛋白质/克	磷/毫克	磷/蛋白质	脂肪/克	水分/克	钾/毫克	钠/毫克	钙/毫克	镁/毫克	铁/毫克
蔬菜类	大白菜（均值）	18	1.5	31	20.7	0.1	94.6	—	57.5	50	11	0.7
	盖菜	9	1.5	33	20	—	94.8	150	73.5	76	28	0.5
	山药	57	1.9	34	17.9	0.2	84.8	213	18.6	16	20	0.3
	苦瓜（凉瓜）	22	1	35	35	0.1	93.4	256	2.5	14	18	0.7
	茼蒿	24	1.9	36	18.9	0.3	93	220	161.3	73	20	2.5
	小白菜	17	1.5	36	24	0.3	94.5	178	73.5	90	18	1.9
	茭白	26	1.2	36	30	0.2	92.2	209	5.8	4	8	0.4
	韭菜	29	2.4	38	3.1	0.4	91.8	247	8.1	42	25	1.6
	空心菜	23	2.2	38	17.3	0.3	92.9	243	94.3	99	29	2.3
	大葱	33	1.7	38	22.4	0.3	91	144	4.8	29	19	0.7
	芹菜（茎）	22	1.2	38	30	0.2	93.1	206	159	80	18	1.2
	酸白菜（酸菜）	15	1.1	38	34.5	0.2	95.2	104	43.1	48	21	1.6
	油菜	25	1.8	39	21.7	0.5	92.9	210	55.8	108	22	1.2
	葱头（洋葱）	40	1.1	39	35.5	0.2	89.2	147	4.4	24	15	0.6
	芦笋	22	1.4	42	30	0.1	93	213	3.1	10	10	1.4
	蒜苗	40	2.1	44	21	0.4	88.9	226	5.1	29	18	1.4
	荸荠（马蹄）	61	1.2	44	36.7	0.2	83.6	306	15.7	4	12	0.6
	菠菜	28	2.6	47	18.1	0.3	91.2	311	85.2	66	58	2.9
	菜花（花椰菜）	26	2.1	47	22.4	0.2	92.4	200	31.6	23	18	1.1
	韭黄（韭芽）	24	2.3	48	20.9	0.2	93.2	192	6.9	25	12	1.7
	莴笋	15	1	48	48	0.1	95.5	212	36.5	23	19	0.9
	芥蓝（甘蓝菜）	22	2.8	50	17.9	0.4	93.2	104	50.5	128	18	2
	四季豆（菜豆）	31	2	51	25.5	0.4	91.3	123	8.6	42	27	1.5
	香菇	26	2.2	53	24.1	0.3	91.7	20	1.4	2	11	0.3
	豆角	34	2.5	55	22	0.2	90	207	3.4	29	35	1.5
	芋头（芋艿）	81	2.2	55	25	0.2	78.6	378	33.1	36	23	1
	藕（莲藕）	73	1.9	58	30.5	0.2	80.5	243	44.2	39	19	1.4
	百合	166	3.2	61	19.1	0.1	56.7	510	6.7	11	43	1
	苋菜（紫）	35	2.8	63	22.5	0.4	88.8	340	42.3	178	38	2.9
	豌豆苗	38	4	67	16.8	0.8	89.6	222	18.5	40	21	4.2

得了肾脏病怎么吃

类	食物	能量 / 千卡	蛋白 质 / 克	磷 / 毫克	磷 / 蛋 白质	脂肪 / 克	水分 / 克	钾 / 毫克	钠 / 毫克	钙 / 毫克	镁 / 毫克	铁 / 毫克
蔬菜类	西兰花(绿菜花)	36	4.1	72	17.6	0.6	90.3	17	18.8	67	17	1
	黄豆芽	47	4.5	74	16.4	1.6	88.8	160	7.2	21	21	0.9
	荠菜(蓟菜)	31	2.9	81	27.9	0.4	90.6	280	31.6	294	37	5.4
	平菇(鲜)	24	1.9	86	45.3	0.3	92.5	258	3.8	5	14	1
	蘑菇(鲜蘑)	24	2.7	94	34.8	0.1	92.4	312	8.3	6	11	1.2
	金针菇	32	2.4	97	40.4	0.4	90.2	195	4.3	—	17	1.4
	大蒜(蒜头)	128	4.5	117	26	0.2	66.6	302	19.6	39	21	1.2
	紫菜(干)	250	26.7	350	13.1	1.1	12.7	1 796	710.5	264	105	54.9
	银耳(干)	261	10	369	36.9	1.4	14.6	1 588	82.1	36	54	4.1
	茶树菇(干)	279	23.1	908	39.3	2.6	12.2	2 165	6	4	124	9.3
	口蘑(白蘑)	277	38.7	1 655	42.8	3.3	9.2	3 106	5.2	169	167	19.4
水果类	人参果	87	0.6	7	11.7	0.7	77.1	100	7.1	13	11	0.2
	杨梅	30	0.8	8	10.0	0.2	92	149	0.7	14	10	1
	枇杷	41	0.8	8	10.0	0.2	89.3	122	4	17	10	1.1
	山竹	69	0.4	9	22.5	0.2	81.2	48	3.8	11	10	0.3
	李子	38	0.7	11	15.7	0.2	90	144	3.8	8	10	0.6
	芒果	35	0.6	11	18.3	0.2	90.6	138	2.8	tr	14	0.2
	木瓜	29	0.4	12	30.0	0.1	92.2	18	28	17	9	0.2
	苹果(均值)	54	0.2	12	60.0	0.2	85.9	119	1.6	4	4	0.6
	西瓜	34*	0.5	13	26.0	tr	91.2	79	4.2	10	11	0.7
	葡萄(均值)	44	0.5	13	26.0	0.2	88.7	104	1.3	5	8	0.4
	梨(均值)	50	0.4	14	35.0	0.2	85.8	92	2.1	9	8	0.5
	杏	38	0.9	15	16.7	0.1	89.4	226	2.3	14	11	0.6
	甜瓜(香瓜)	27	0.4	17	42.5	0.1	92.9	139	8.8	14	11	0.7
	杨桃	31	0.6	18	30.0	0.2	91.4	128	1.4	4	10	0.4
	哈密瓜	34	0.5	19	38.0	0.1	91	190	26.7	4	19	…
	金橘	58	1	20	20	0.2	84.7	144	3	56	20	1
	桃(均值)	51	0.9	20	22.2	0.1	86.4	166	5.7	6	7	0.8
	蛇果	55	0.1	21	210.0	0.2	84.4	14	3.1	5	6	0.1
	橙	48	0.8	22	27.5	0.2	87.4	159	1.2	20	14	0.4

得了肾脏病怎么吃

类	食物	能量 / 千卡	蛋白质 / 克	磷 / 毫克	磷 / 蛋白质	脂肪 / 克	水分 / 克	钾 / 毫克	钠 / 毫克	钙 / 毫克	镁 / 毫克	铁 / 毫克
水果类	枣（鲜）	125	1.1	23	20.9	0.3	67.4	375	1.2	22	25	1.2
	柚	42	0.8	24	30.0	0.2	89	119	3	4	4	0.3
	荔枝	71	0.9	24	36.7	0.2	81.9	151	1.7	2	12	0.4
	芦柑	44	0.6	25	41.7	0.2	88.5	54	—	45	45	1.3
	中华猕猴桃	61	0.8	26	32.5	0.6	83.4	144	10	27	12	1.2
	樱桃	46	1.1	27	24.5	0.2	88	232	8	11	12	0.4
	草莓	32	1	27	27.0	0.2	91.3	131	4.2	18	12	1.8
	香蕉（甘蕉）	93	1.4	28	20	0.2	75.8	256	0.8	7	43	0.4
	冬枣	105	1.8	29	16.1	0.2	69.5	195	33	16	17	0.2
	桂圆	71	1.2	30	25.0	0.1	81.4	248	3.9	6	10	0.2
	火龙果	51	1.1	35	31.8	0.2	84.8	20	2.7	7	30	0.3
	枣（干）	276	3.2	51	15.9	0.5	26.9	524	6.2	64	36	2.3
	石榴（均值）	73	1.4	71	50.7	0.2	79.1	231	0.9	9	16	0.3
	椰子	241	4	90	22.5	12.1	51.8	475	55.6	2	65	1.8
	葡萄干	344	2.5	90	36.0	0.4	11.6	995	19.1	52	45	9.1
豆类	豆腐脑（老豆腐）	15	1.9	5	2.6	0.8	96.7	107	2.8	18	28	0.9
	豆浆	16	1.8	30	16.7	0.7	96.4	48	3	10	9	0.5
	豆腐（内酯）	50	5	57	11.4	1.9	89.2	95	6.4	17	24	0.8
	豆腐（南）	57	6.2	90	14.5	2.5	87.9	154	3.1	116	36	1.5
	豆腐（北）	99	12.2	158	13.0	4.8	80	106	7.3	138	63	2.5
	毛豆（青豆）	131	13.1	188	14.4	5	69.6	478	3.9	135	70	3.5
	豆腐干（香干）	152	15.8	219	13.9	7.8	69.2	99	234.1	299	88	5.7
	豆腐丝	203	21.5	220	10.2	10.5	58.4	74	20.6	204	127	9.1
	油豆腐	245	17	238	14.0	17.6	58.8	158	32.5	147	72	5.2
	豌豆	334	20.3	259	12.8	1.1	10.4	823	9.7	97	118	4.9
	赤小豆(红小豆)	324	20.2	305	15.1	0.6	12.6	860	2.2	74	138	7.4
	绿豆	329	21.6	337	15.6	0.8	12.3	787	3.2	81	125	6.5
	蚕豆	338	21.6	418	19.4	1	13.2	1 117	86	31	57	8.2
	黄豆（大豆）	390	35	465	13.3	16	10.2	1 503	2.2	191	199	8.2
	黑豆（黑大豆）	401	36	500	13.9	15.9	9.9	1 377	3	224	243	7

类	食物	能量/千卡	蛋白质/克	磷/毫克	磷/蛋白质	脂肪/克	水分/克	钾/毫克	钠/毫克	钙/毫克	镁/毫克	铁/毫克
	鸡蛋白	60	11.6	18	1.6	0.1	84.4	132	79.4	9	15	1.6
	海参	78	16.5	28	1.7	0.2	77.1	43	502.9	285	149	13.2
	猪蹄	260	22.6	33	1.5	18.8	58.2	54	101	33	5	1.1
	猪大肠	196	6.9	56	8.1	18.7	73.6	44	116.3	10	8	1
	鱿鱼（水浸）	75	17	60	3.5	0.8	81.4	16	134.7	43	61	0.5
	牛乳（均值）	54	3	73	24.3	3.2	89.8	109	37.2	104	11	0.3
	鸡爪	254	23.9	76	3.2	16.4	56.4	108	169	36	7	1.4
	酸奶（均值）	72	2.5	85	34.0	2.7	84.7	150	39.8	118	12	0.4
	火腿	330	16	90	5.6	27.4	47.9	220	1 086.7	3	20	2.2
	鸭（均值）	240	15.5	122	7.9	19.7	63.9	191	69	6	14	2.2
	猪大排	264	18.3	125	6.8	20.4	58.8	274	44.5	8	17	0.8
	蛤蜊（均值）	62	10.1	128	12.7	1.1	84.1	140	425.7	133	78	10.9
	鲅鱼	121	21.2	130	6.1	3.1	72.5	370	74.2	35	50	0.8
	鸡蛋（均值）	144	13.3	130	9.8	8.8	74.1	154	131.5	56	10	2
肉蛋奶类	鹅	251	17.9	144	8.0	19.9	61.4	232	58.8	4	18	3.8
	羊肉（肥瘦）（均值）	203	19	146	7.7	14.1	65.7	232	80.6	6	20	2.3
	鸡（均值）	167	19.3	156	8.1	9.4	69	251	63.3	9	19	1.4
	鸡翅	194	17.4	161	9.3	11.8	65.4	205	50.8	8	17	1.3
	罗非鱼	98	18.4	161	8.8	1.5	76	289	19.8	12	36	0.9
	猪肉（肥瘦）（均值）	395	13.2	162	12.3	37	46.8	204	59.4	6	16	1.6
	猪舌（猪口条）	233	15.7	163	10.4	18.1	63.7	216	79.4	13	14	2.8
	兔肉	102	19.7	165	8.4	2.2	76.2	284	45.1	12	15	2
	鲜贝	77	15.7	166	10.6	0.5	80.3	226	120	28	31	0.7
	牛肉（肥瘦）（均值）	125	19.9	168	8.4	4.2	72.8	216	84.2	23	20	3.3
	鸡腿	181	16	172	10.8	13	70.2	242	64.4	6	34	1.5
	烤鸭	436	16.6	175	10.5	38.4	38.2	247	83	35	13	2.4
	驴肉（瘦）	116	21.5	178	8.3	3.2	73.8	325	46.9	2	7	4.3
	蟹（河蟹）	103	17.5	182	10.4	2.6	75.8	181	193.5	126	23	2.9

类	食物	能量/千卡	蛋白质/克	磷/毫克	磷/蛋白质	脂肪/克	水分/克	钾/毫克	钠/毫克	钙/毫克	镁/毫克	铁/毫克
肉蛋奶类	牛肉干	342	41.8	183	4.4	5.1	14.6	112	1529	34	31	10
	河虾	87	16.4	186	11.3	2.4	78.1	329	133.8	325	60	4
	猪肉（瘦）	143	20.3	189	9.3	6.2	71	305	57.5	6	25	3
	鲢鱼（白鲢）	104	17.8	190	10.7	3.6	77.4	277	57.5	53	23	1.4
	带鱼	127	17.7	191	10.8	4.9	73.3	280	150.1	28	43	1.2
	鲫鱼	108	17.1	193	11.3	2.7	75.4	290	41.2	79	41	1.3
	海虾	79	16.8	196	11.7	0.6	79.3	228	302.2	146	46	3
	草鱼	113	16.6	203	12.2	5.2	77.3	312	46	38	31	0.8
	鲤鱼	109	17.6	204	11.6	4.1	76.7	334	53.7	50	33	1
	黄鳝（鳝鱼）	89	18	206	11.4	1.4	78	263	70.2	42	18	2.5
	鸡胸脯肉	133	19.4	214	11	5	72	338	34.4	3	28	0.6
	叉烧肉	279	23.8	218	9.2	16.9	49.2	430	818.8	8	28	2.6
	鸭蛋	180	12.6	226	17.9	13	70.3	135	106	62	13	2.9
	对虾	93	18.6	228	12.3	0.8	76.5	215	165.2	62	43	1.5
	鳕鱼	88	20.4	232	11.4	0.5	77.4	321	130.3	42	84	0.5
	鸡蛋黄	328	15.2	240	15.8	28.2	51.5	95	54.9	112	41	6.5
	鲈鱼	105	18.6	242	13	3.4	76.5	205	144.1	138	37	2
	腊肉（生）	498	11.8	249	21.1	48.8	31.1	416	763.9	22	35	7.5
	奶酪（干酪）	328	25.7	326	12.7	23.5	43.5	75	584.6	799	57	2.4
	淡菜（干）	355	47.8	454	9.5	9.3	15.6	264	779	157	169	12.5
	干贝	264	55.6	504	9.1	2.4	27.4	969	306.4	77	106	5.6
	虾米（海米）	198	43.7	666	15.2	2.6	37.4	550	4 891.9	555	236	11
坚果油脂类	橄榄油	899*	tr	tr		99.9	tr	—	tr	tr	tr	0.4
	色拉油	898*	…	1	1	99.8	0.2	3	5.1	18	1	1.7
	花生油	899*	…	15	15	99.9	0.1	1	3.5	12	2	2.9
	白果（干）	355	13.2	23	1.7	1.3	9.9	17	17.5	54	…	0.2
	栗子（熟）	214	4.8	91	19	1.5	46.6	—	—	15	—	1.7
	杏仁（炒）	618	25.7	202	7.9	51	2.1	—	—	141	—	3.9
	山核桃（熟）	612	7.9	222	28.1	50.8	2.2	241	430.3	133	5	5.4
	松子（炒）	644	14.1	227	16.1	58.5	3.6	612	3	161	186	5.2

得了肾脏病怎么吃

类	食物	能量/千卡	蛋白质/克	磷/毫克	磷/蛋白质	脂肪/克	水分/克	钾/毫克	钠/毫克	钙/毫克	镁/毫克	铁/毫克
坚果油脂类	花生仁（生）	574	24.8	324	13.1	44.3	6.9	587	3.6	39	178	2.1
	花生（炒）	601	21.7	326	15	48	4.1	563	34.8	47	171	1.5
	腰果	559	17.3	395	22.8	36.7	2.4	503	251.3	26	153	4.8
	榛子（炒）	611	30.5	423	13.9	50.3	2.3	686	153	815	502	5.1
	开心果（熟）	614	20.6	468	22.7	53	0.8	735	756.4	108	118	4.4
	芝麻（黑）	559	19.1	516	27	46.1	5.7	358	8.3	780	290	22.7
	葵花籽（炒）	625	22.6	564	25	52.8	2	491	1 322	72	267	6.1
	西瓜子（炒）	582	32.7	765	23.4	44.8	4.3	612	187.7	28	448	8.2
加工食品及饮料类	凉粉	38	0.2	1	5	0.3	90.5	5	2.8	9	3	1.3
	蜂蜜	321	0.4	3	7.5	1.9	22	28	0.3	4	2	1
	葡萄酒（均值）	72	0.1	3	30			33	1.6	21	5	0.6
	藕粉	373*	0.2	9	45	…	6.4	35	10.8	8	2	17.9
	杏仁椰汁饮料	39	0.6	10	16.7	0.1	90.2	—	—	3	3	0.1
	啤酒（均值）	32	0.4	12	30			47	11.4	13	6	0.4
	橙汁饮料	46	0.5	13	26	0	88.2	150	3	11	11	0.1
	可口可乐	43	0.1	13	130	0	89.1	1	4	3	1	0
	粉丝	338	0.8	16	20	0.2	15	18	9.3	31	11	6.4
	八宝粥	81	1.5	18	12	4.4	84.5	184	13.9	2	6	1.4
	粉条	339	0.5	23	46	0.1	14.3	18	9.6	35	11	5.2
	酿皮	107	4.4	25	5.7	0.3	72.4	138	514.8	4	3	2.7
	千岛沙拉酱	475	2.3	29	12.6	43.4	32.5	127	638.6	13	8	0.5
	生抽	20	4.8	59	12.3	0.1	81.2	342	6 384.7	16	29	2.7
	黑芝麻汤圆	311	4.4	71	16.1	13.8	37.2	102	23.2	69	19	1.6
	甜面酱	139	5.5	76	13.8	0.6	53.9	189	2 097.2	29	26	3.6
	饼干（均值）	435	9	88	9.8	12.7	5.7	85	204.1	73	50	1.9
	马铃薯片（油炸）	615	4	88	22	48.4	4.1	620	60.9	11	34	1.2
	花生酱	600	6.9	90	13	53	0.5	99	2 340	67	21	7.2
	鸡肉汉堡	292	7.9	92	11.6	16.3	43.3	102	489.7	22	14	0.7
	热狗（原味）	250	10.6	99	9.3	14.8	54	146	684	24	13	2.4
	面包（均值）	313	8.3	107	12.9	5.1	27.4	88	230.4	49	31	2

类	食物	能量/千卡	蛋白质/克	磷/毫克	磷/蛋白质	脂肪/克	水分/克	钾/毫克	钠/毫克	钙/毫克	镁/毫克	铁/毫克
加工食品及饮料类	巧克力	589	4.3	114	26.5	40.1	1	254	111.8	111	56	1.7
	番茄酱	85	4.9	117	23.9	0.2	75.8	989	37.1	28	37	1.1
	绿豆糕	351	12.8	121	9.5	1	11.5	416	11.6	24	87	7.3
	陈醋	114	9.8	124	12.7	0.3	66	715	836	125	132	13.9
	蛋糕（均值）	348	8.6	130	15.1	5.1	18.6	77	67.8	39	24	2.5
	腐乳（红）	153	12	171	14.3	8.1	61.2	81	3 091	87	78	11.5
	老抽	129	7.9	175	22.2	0.3	51.5	454	6 910.4	27	44	6.1
	火腿肠	212	14	187	13.4	10.4	57.4	217	771.2	9	22	4.5
	绿茶	328	34.2	191	5.6	2.3	7.5	1 661	28.2	325	196	14.4
	三明治（夹鸡蛋，干酪）	234	10.7	207	19.3	13.3	56.3	129	551	154	—	2
	燕麦片	377	15	291	19.4	6.7	9.2	214	3.7	186	177	7
	咖啡粉	218	12.2	303	24.8	0.5	3.1	3 535	37	141	327	4.4
	花茶	316	27.1	338	12.5	1.2	7.4	1 643	8	454	192	17.8
	红茶	324	26.7	390	14.6	1.1	7.3	1 934	13.6	378	183	28.1
	咖喱粉	415	13	400	30.8	12.2	5.7	1 700	40	540	220	28.5
	芝麻酱	630	19.2	626	32.6	52.7	0.3	342	38.5	1 170	238	50.3

注：每类食物按磷含量由低到高排序：含磷较低的食物；含磷中等的食物；含磷较高的食物。

—和空白：未检测；…和 tr：未检出；* 表示估计值。

本数据来源于《中国食物成分表》(2002、2004、2009 版)。

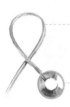

附录 4 食物嘌呤含量表

较低嘌呤含量的食物（嘌呤含量 <50 毫克）			
食物	嘌呤含量*（毫克）	食物	嘌呤含量*（毫克）
鸡蛋（1 个）	0.4	红萝卜	8.0
梨	0.9	红枣	8.2
苹果	0.9	青椒、蒜头	8.7
西瓜	1.1	木耳	8.8
香蕉	1.2	海蜇皮	9.3
桃	1.3	玉米	9.4
牛奶	1.4	芹菜	10.3
橙	1.9	米粉	11.1
皮蛋蛋白	2.0	苦瓜	11.3
橘	2.2	丝瓜	11.4
白薯	2.4	猪血	11.8
冬瓜、南瓜	2.8	卷心菜、芥菜	12.4
蜂蜜	3.2	白菜	12.6
洋葱	3.5	青菜叶	14.4
海参	4.2	豆芽菜	14.6
番茄	4.3	黄瓜	14.6
葱	4.5	奶粉	15.7
姜	5.3	面粉	17.1
葡萄干	5.4	空心菜	17.5
马铃薯	5.6	糯米	17.7
小米	6.1	大米	18.1
皮蛋蛋黄	6.6	芥蓝菜	18.5
西葫芦	7.2	菜花	20.0
萝卜	7.5	糙米	22.4

(续表)

较低嘌呤含量的食物（嘌呤含量 <50 毫克）			
食物	嘌呤含量*（毫克）	食物	嘌呤含量*（毫克）
菠菜	23.0	杏仁	31.7
麦片	24.4	枸杞	31.7
瓜子	24.5	花生	32.4
韭菜	25.0	茼蒿菜	33.4
四季豆	27.7	栗子	34.6
蘑菇	28.4	海藻	44.5

中等嘌呤含量的食物（嘌呤含量 50~150 毫克）			
食物	嘌呤含量*（毫克）	食物	嘌呤含量*（毫克）
红豆	53.2	羊肉	111.5
米糠	54.0	猪肉	122.5
黑芝麻	57.0	肚	132.4
花豆	57.0	肾	132.6
鱼丸	63.2	鲤鱼	137.1
豆干	66.6	黑豆	137.4
绿豆	75.1	虾	137.7
豌豆	75.7	鸡肫	138.4
牛肉	83.7	草鱼	140.2
乌贼	87.9	鸡肉	140.3
鳝鱼	92.8	黑鲳鱼	140.6
鳗鱼	113.1		

高嘌呤含量的食物（嘌呤含量 >150 毫克）			
食物	嘌呤含量*（毫克）	食物	嘌呤含量*（毫克）
黄豆	166.5	小肠	262.2
脑	175.0	白带鱼	291.6
浓肉汁	160~400	沙丁鱼	295.0
鲢鱼	202.4	凤尾鱼	363.0
肝	233.0	酵母粉	589.1
白鲳鱼	238.0	胰脏	825.0
牡蛎	239.0	小鱼干	638.9

注：数据来源于《中国食物成分表 2002》和《中国食物成分表 2004》。

*：以 100 克可食部计。

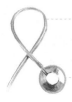

附录 5 各种日常活动和运动的代谢当量表

活动项目		代谢当量（MET）	
		<3 低强度；3~6 中强度；7~9 高强度；10~11 极高强度	
家务活动	整理床，站立	低强度	2.0
	洗碗，熨烫衣物	低强度	2.3
	收拾餐桌，做饭或准备食物	低强度	2.5
	擦窗户	低强度	2.8
	手洗衣服	中强度	3.3
	扫地、扫院子、拖地板、吸尘	中强度	3.5
步行	慢速（3 千米 / 小时）	低强度	2.5
	中速（5 千米 / 小时）	中强度	3.5
	快速（5.5~6 千米 / 小时）	中强度	4.0
	很快（7 千米 / 小时）	中强度	4.5
	下楼	中强度	3.0
	上楼	高强度	8.0
	上下楼	中强度	4.5
	走跑结合（慢跑成分不超过 10 分钟）	中强度	6.0
跑步	慢跑，一般	高强度	7.0
	8 千米 / 小时，原地	高强度	8.0
	9 千米 / 小时	极高强度	10.0
	跑，上楼	极高强度	15.0
自行车	12~16 千米 / 小时	中强度	4.0
	16~19 千米 / 小时	中强度	6.0
球类	保龄球	中强度	3.0
	高尔夫球	中强度	5.0

活动项目		代谢当量（MET） <3 低强度；3~6 中强度；7~9 高强度；10~11 极高强度	
球类	篮球，一般	中强度	6.0
	篮球，比赛	高强度	7.0
	排球，一般	中强度	3.0
	排球，比赛	中强度	4.0
	乒乓球	中强度	4.0
	台球	低强度	2.5
	网球，一般	中强度	5.0
	网球，双打	中强度	6.0
	网球，单打	高强度	8.0
	羽毛球，一般	中强度	4.5
	羽毛球，比赛	高强度	7.0
	足球，一般	高强度	7.0
	足球，比赛	极高强度	10.0
跳绳	慢速	高强度	8.0
	中速，一般	极高强度	10.0
	快速	极高强度	12.0
舞蹈	慢速	中强度	3.0
	中速	中强度	4.5
	快速	中强度	5.5
游泳	踩水，中等用力，一般	中强度	4.0
	爬泳（慢），自由泳，仰泳	高强度	8.0
	蛙泳，一般速度	极高强度	10.0
	爬泳（快），蝶泳	极高强度	11.0
其他活动	瑜伽	中强度	4.0
	单杠	中强度	5.0
	俯卧撑	中强度	4.5
	太极拳	中强度	3.5
	健身操（轻或中等强度）	中强度	5.0
	轮滑旱冰	高强度	7.0

注：1 MET 相当于每千克体重每小时消耗 1 千卡能量 [1 千卡 /（千克·小时）]。

数据来源于《中国居民膳食指南 2016》。